Fred Gallo

Klopfakupressur – die Toolbox

Fred Gallo

KLOPFAKUPRESSUR
DIE TOOLBOX

Stress, Ängste, Depressionen, Trauma, Schmerzen und vieles mehr effektiv wegklopfen

Aus dem Englischen von Isolde Seidel

VAK Verlags GmbH
Kirchzarten bei Freiburg

Titel der amerikanischen Originalausgabe:
The Tapping Toolbox: Simple Mind-Body Techniques to Relieve Stress, Anxiety, Depression, Trauma, Pain and More
ISBN 9781683734970
First Published by: Pesi Publishing, Inc.
This edition published in arrangement with Pesi Publishing c/o Susan Schulman Literary Agency

Aus Gründen der besseren Lesbarkeit wurde im Text in der Regel die männliche und die weibliche Form gewählt; alle Angaben beziehen sich selbstverständlich auf Angehörige aller Geschlechter.

Bibliografische Information der Deutschen Nationalbibliothek
Die Deutsche Nationalbibliothek verzeichnet diese Publikation in der Deutschen Nationalbibliografie; detaillierte bibliografische Daten sind im Internet über http://dnb.d-nb.de abrufbar.

VAK Verlags GmbH
Eschbachstraße 5
79199 Kirchzarten
Deutschland
www.vakverlag.de

Übersetzung: Isolde Seidel
Lektorat: Irene Klasen
Layout & Satz: Ulrich Schmid, de·te·pe, Aalen
Covergestaltung: Guter Punkt GmbH & Co. KG, München
Coverbild: © Monika Wisniewska – stock.adobe.com
Druck: Friedrich Pustet GmbH & Co. KG, Regensburg
Printed in Germany
ISBN 978-3-86731-268-4

Inhalt

Für Mary Louise Peluso Gallo (1915–1959)
und Fred Patsy Gallo (1921–1983)

Vorwort

1992 las ich in der Fachzeitschrift *The National Psychologist* einen Artikel, in dem eine Technik beschrieben war, von der behauptet wurde, man könne mit ihr Süchte rasch behandeln. Der Verfasser war ein Psychologe und schrieb, Verlangen nach Suchtmitteln beruhe im Prinzip auf Angst und seine Technik behandele die zugrunde liegende Angstursache, die mit einem Energiesystem des Körpers in Verbindung stehe. Er behauptete, dies sei die grundlegende Ursache von Sucht – wesentlicher als Kognition, Verhalten, Chemie und Gehirnstrukturen. Aufgrund meiner klinischen Erfahrung mit Suchterkrankungen ergab zwar vieles davon für mich Sinn, insbesondere der Zusammenhang zwischen Suchtverlangen und Angst, doch die Behandlung, die er vorstellte, fand ich recht bizarr, um es vorsichtig zu formulieren! Er führte Klienten durch eine Technik, die er Klopfakupressur nannte, und bei der sie mit ihren Fingern unter dem Auge und seitlich unter der Achselhöhle klopfen sollten. Nachdem ich den Artikel gelesen hatte, klopfte ich mich an diesen Stellen selbst, um mich zu vergewissern, dass ich es richtig verstanden hatte. Dann legte ich den Artikel auf einen Papierstapel in einem Regal in meinem Büro und tat die Technik als lächerlich ab.

Ich fragte mich, wie jemand auf eine so verrückte Theorie und Technik kommen konnte. Wie ich gelesen hatte, war dieser Psychologe ein älterer Mann, der in Kalifornien in der Wüste lebte und sich auf die Behandlung von

Phobien spezialisiert hatte. Ich stellte mir vor, dass er außerordentlich verzweifelt darüber geworden sein müsse, mit psychologischen Standardmethoden Menschen nicht helfen zu können, und sich in seiner Verzweiflung einbildete, Klopfen sei die Lösung für Süchte und viele andere Probleme. Ich malte mir weiterhin aus, dass er lange, zerzauste Haare und einen Bart hatte, zerknitterte Kleidung trug und in einer heruntergekommenen Bruchbude in der Wüste lebte. Ich schüttelte ungläubig den Kopf, lachte dann über meine Träumereien und ging wieder meinen Geschäften nach.

Viele Wochen später hatte ich eine Sitzung mit einer Patientin mit einer Suchterkrankung. Sie nahm übermäßig Schmerzmittel, hatte jedoch kein Schmerzproblem. Während wir darüber sprachen, was ihren Medikamentenmissbrauch auslöste, überkam sie ein starkes Verlangen nach ihren Tabletten. In jener Zeit hätten wir vielleicht gesagt, sie *fuhr völlig darauf ab*. Ich bat sie, ihr Verlangen auf einer Skala von 0 bis 10 einzustufen, und sie stufte es bei 15 ein. Nach ihrem Aussehen in diesem Moment zu urteilen, schien dies sicher zuzutreffen. Sie zeigte einen leichten Tremor, auffällige Veränderungen in der Atmung und eine Verfärbung des Gesichts. Ich versuchte, sie zu unterstützen, indem ich sie durch Vorstellungsübungen (Rational-Emotive-Verhaltenstherapie; kurz REVT) führte. Bei dieser von Maxie Maultsby entwickelten Technik verändert man das innere Selbstgespräch und die inneren Bilder, um emotionale Reaktionen zu verringern. Das brachte ihr Verlangen herunter auf 4; doch als ich sie kurz darauf aufforderte, wieder an die Tabletteneinnahme zu denken, schoss ihr Verlangen wieder nach oben. Ich ließ sie das mehrere Male machen. Jedes Mal ging das Verlangen auf 4 zurück, stieg dann aber sofort wieder auf 15.

Da erinnerte ich mich an den absurden Artikel über Klopfakupressur. Ich erklärte meiner Patientin, dies könne vielleicht komisch wirken, aber sie solle nun an ihr Verlangen denken, und dabei unter ihren Augen und danach unter einem ihrer Arme klopfen. Ich ließ sie das mehrmals durchführen und zwischen diesen beiden Körperstellen hin- und herwechseln. Wieder gab sie an, das Verlangen sei auf 4 zurückgegangen. Doch diesmal geschah etwas Seltsames. *Rätselhaft* würde es vielleicht besser beschreiben. Als ich sie aufforderte, ihr vorher verspürtes intensives Verlangen wieder zu aktivieren, konnte sie das nicht. Und zwar auch dann nicht, wenn sie an ihre Trigger dachte und die Empfindungen während der Tabletteneinnahme beschrieb. Ihre Einstufung blieb bei 4! Überflüssig zu erwähnen, dass sowohl sie als auch ich überrascht und neugierig waren.

Von einem mehr oder weniger wissenschaftlichen Standpunkt aus musste ich zugeben, dass ich nicht recht wusste, was geschehen war. War es das Klopfen selbst, das zu dem Ergebnis geführt hatte? War es die Tatsache, dass dem Klopfen die REVT vorausgegangen war? Hatte das Klopfen die Patientin dermaßen aus dem Konzept gebracht, dass sie sogar bei ihrem Versuch, sich an die Gefühle zu erinnern, gedanklich zum Klopfen zurückkehrte? Hatten wir also eine Art anhaltende Ablenkung erzeugt, die die REVT nicht schaffte? War das ein Placeboeffekt, der unabhängig davon ausgelöst worden sein könnte, wo sie beim Gedanken an ihre Tabletten klopfte? Während mir allerlei Fragen dazu, was tatsächlich geschehen war, durch den Kopf gingen, erkannte ich, dass ich mehr darüber erfahren musste. Was wäre nötig, um meine Patientin dabei zu unterstützen, das Verlangen völlig zu verringern? Schließlich empfand sie nach wie vor ein Verlangen der Stufe 4, ein gewisser Rest war also geblieben. Meinem Gefühl nach musste ich dieses Verfahren gründlicher erforschen.

Nachdem ich die Unterlagen in meinem Büro durchforstet hatte, fand ich schließlich den Artikel über Klopfakupressur, den ich zuvor abgetan hatte, und beschloss, mich mit dem Autor, Roger J. Callahan, in Verbindung zu setzen. Wie sich herausstellte, lebte er mit seiner Frau Joanne in Indian Wells, Kalifornien – und nicht in einer Bruchbude, sondern in einem wunderschönen Haus. Zerzaust war er übrigens auch nicht, und er trug einen gepflegten Bart.

Ich erfuhr, dass von Callahan umfangreiches Material erhältlich war, etwa Bücher, selbst verfasste Aufsätze und Handbücher sowie Audio- und Videokassetten. Ich kaufte vieles davon und begann, all die Informationen zu seinem Ansatz in mich aufzusaugen, die mir in die Hände kamen. Ein Punkt, der meine Aufmerksamkeit erregte, war die Tatsache, dass er seine Arbeit zu großen Teilen als geschützt und als Geschäftsgeheimnis betrachtete. Er hatte ein Diagnosesystem entwickelt, mit dem sich genau feststellen ließ, wo der Patient klopfen musste, um nicht nur einen Suchtdrang aufzulösen, sondern ein breites Spektrum von Problemen, darunter posttraumatische

Belastungsstörung (PTBS), Angst, Phobien, Panikattacken, Depressionen, Schmerz und sogar Überempfindlichkeiten gegen Substanzen und allergische Reaktionen.

Doch die Kosten für das Erlernen dieses Diagnosesystems waren relativ hoch im Vergleich zu den meisten anderen Ausbildungsprogrammen, an denen ich teilgenommen hatte. Weil ich nicht bereit war, so viel Geld dafür auszugeben, startete ich zuerst den Versuch, das Rad selbst zu erfinden und möglicherweise mein eigenes Diagnosesystem fürs Klopfen zu entwickeln. Auch wenn ich bei dieser Aufgabe erheblich vorankam, beschloss ich später, die Ausbildung in den Callahan Techniques™ zu absolvieren, weil ich erkannte, dass mir der Erwerb von Wissen, mit dem ich Menschen helfen konnte, wichtiger als das Geld war. In Anbetracht all dessen, was ich seitdem gelernt und entwickelt habe, bin ich dankbar für unsere Freundschaft und die Gelegenheit, so eingehend bei Callahan zu lernen.

Nachdem ich mehrere Artikel über die Klopfmethode veröffentlicht hatte, publizierte ich 1998 das erste Fachbuch über den Nutzen von Klopfakupressur bei der Behandlung psychischer Probleme: *Energy Psychology: Explorations at the Interface of Energy, Cognition, Behavior, and Health.* (Auf Deutsch erschienen unter dem Titel „Energetische Psychologie"; Anm. d. Verlags). Seitdem habe ich zahlreiche Bücher über das Klopfen und Energetische Psychologie (EP) veröffentlicht und bin um die Welt gereist, um die zahlreichen Vorteile dieser Technik zu lehren. Das vorliegende Buch erweitert die Methode sowohl für Fachleute als auch für Personen, die einen Selbsthilfe-Ratgeber suchen. Ich möchte Ihnen vermitteln, wie Sie Klopfakupressur (mit ihren Varianten) bei sich selbst und bei Ihren Klienten einsetzen können (falls Sie Therapeut oder Coach sind).

Ich empfehle Ihnen, beim Lesen dieses Buches keine Beurteilungen vorzunehmen und sich von den Wahrnehmungen Ihrer Sinne leiten zu lassen, wobei ich zusätzlich etwas Forschung eingestreut habe. Es ist immer möglich, etwas herauszufiltern, das anders ist als das, was wir bereits zu kennen glauben. Der Trick besteht darin, bestimmte Vorannahmen auszuklammern, die uns daran hindern, etwas Neues aufzunehmen, und stattdessen unseren Verstand zu erweitern. Bitte lesen Sie dieses Buch nicht nur und stellen es dann in Ihr Regal oder vergessen es auf Ihrem E-Reader. Wenden Sie vielmehr die besprochenen Konzepte und Techniken an, denn ich bin überzeugt, Sie werden sie ebenso lohnend finden wie ich. Damit vertraue ich darauf und wünsche mir, dass Sie Ihre Reise genießen und von ihr profitieren. Und erfreuen Sie sich an Ihrer Freiheit, die Sie durch Klopfakupressur erlangen.

Mit herzlichen Grüßen

Fred P. Gallo

EINFÜHRUNG

Wissen, wo man klopft

Wir können unsere Probleme nicht mit demselben Denken lösen, mit dem wir sie verursacht haben.

ALBERT EINSTEIN

In einer Fabrik war ein Heizkessel kaputt, und viele Fachleute hatten vergeblich versucht, ihn zu reparieren. Da erfuhr der Geschäftsführer von einem Techniker, der weithin für seine bemerkenswerten Fertigkeiten, Heizkessel zu reparieren, bekannt war. Darum rief er ihn als letzte Hoffnung an, bevor er einen neuen Heizkessel kaufen musste.

An dem Tag, als der Techniker kam, stutzte der Geschäftsführer, denn der Mann trug ein Anzughemd, eine Anzughose und eine Krawatte – nicht die übliche Kleidung, die man bei jemandem erwarten würde, der sich an schmutzigen Heizkesseln an die Arbeit macht. Auch hatte der Techniker nur einen winzigen Werkzeugkoffer dabei, der nicht mehr als zwei oder drei Pfund wiegen konnte. *Er hat auf keinen Fall genügend und ausreichend großes Werkzeug dabei!* So dachte der Geschäftsführer.

Trotzdem begrüßte er den Techniker und führte ihn zu dem riesigen Heizkessel. Der inspizierte beiläufig den Kessel, schaute sich die verschiedenen Rohre und Anzeigen an, hörte sich die seltsamen Geräusche des Kessels an, und legte seine Hände sogar an verschiedenen Stellen an das Gerät. Dann stellte er seinen Werkzeugkoffer auf einen Tisch in der Nähe, öffnete ihn und nahm ein Maßband und einen Bleistift heraus.

In diesem Moment führte er einige Messungen durch und markierte den Heizkessel mit drei deutlichen Zeichen an bestimmten Stellen. Dann nahm er einen kleinen Schlosserhammer aus seinem Werkzeugkasten und klopfte genau an den markierten Stellen auf den Kessel. Innerhalb kürzester Zeit klang der Heizkessel besser und funktionierte wieder perfekt! Das erstaunte und verwirrte den Geschäftsführer. *Muss Zufall sein*, vermutete er.

Der Techniker wartete ein paar Minuten und kündigte dann an, der Heizkessel sollte ab diesem Zeitpunkt wieder in Ordnung sein. Er forderte den Geschäftsführer auf, sich mit ihm in Verbindung zu setzen, sobald das Problem erneut auftrete, doch das halte er für sehr unwahrscheinlich. Als der Techniker die Firma verließ, kratzte sich der Geschäftsführer am Kopf.

Einen Monat später erhielt der Geschäftsführer vom Techniker eine Rechnung in Höhe von 2000 Dollar. Das war sehr ärgerlich, weil der Techniker nur etwa dreißig Minuten in der Firma gewesen war und nur mit einem winzigen Hammer auf den Heizkessel geklopft hatte. Darum schrieb der Geschäftsführer dem Techniker eilig eine Notiz, in der er eine aufgeschlüsselte Darstellung der verrichteten Arbeiten verlangte und sein Missfallen darüber äußerte, eine so hohe Rechnung dafür zu bekommen, dass er „einfach mit einem Hammer auf den Heizkessel geklopft hatte".

Zwei Wochen später bekam der Geschäftsführer ein Schreiben vom Techniker. Darin gibt dieser zu verstehen, er stimme absolut zu, dass es unverschämt wäre, so viel dafür zu verlangen, „einfach mit einem Hammer auf den Heizkessel zu klopfen". Wie gewünscht, fügte der Techniker auch folgende aufgeschlüsselte Darstellung der Arbeiten bei:

Mit dem Hammer auf den Heizkessel klopfen	10,00 Dollar
Wissen, wo man klopft	1990,00 Dollar
Gesamtsumme	2000,00 Dollar

Der Fall Mary

Folgende Geschichte hat sich wirklich zugetragen. Mary hatte schon ihr ganzes Leben lang Angst vor Wasser (Aquaphobie). Sie pflegte ihren Körper zwar sehr gut, doch sie konnte nicht in der Badewanne baden, nicht duschen oder schwimmen; schon der Gedanke an Wasser löste bei ihr eine ungeheure Angst und quälende Körperempfindungen aus. Häufig hatte sie auch Albträume, vom Wasser verschluckt zu werden. Marys Kinder bettelten immer wieder, sie solle mit ihnen ans Meer fahren, doch wegen ihrer lähmenden Angst konnte sie das nicht. Sie stieß einen Seufzer der Erleichterung aus, als der Film *Der weiße Hai* herauskam, denn danach hörten ihre Kinder auf, sie wegen des Meeres zu nerven.

In der Hoffnung, sich eine Erleichterung von ihrer lähmenden Phobie zu verschaffen, wandte sich Mary an Roger J. Callahan (im Folgenden häufig Roger genannt) um Hilfe. Achtzehn Monate lang behandelte Roger sie mit allen therapeutischen Techniken, die er in seiner Toolbox hatte: Klientenzentrierte Therapie, Hypnose, Rational-Emotive Verhaltenstherapie, Exposition und systematische Desensibilisierung, ja sogar mit Placebo-Techniken. All diese Ansätze schlugen fehl. Achtzehn Monate mit jedem nur denkbaren Trick – und nichts!

Nun gut, Roger hatte sich auch mit einer chiropraktischen ganzheitlichen Herangehensweise befasst, der sogenannten Angewandten Kinesiologie, und er dachte, die könnte er bei Mary vielleicht einmal ausprobieren. Bei dieser Herangehensweise werden mittels Muskeltest, Körperreflexen und Meridianen verschiedene gesundheitliche Beschwerden untersucht und behandelt. Meridiane sind Energieleitbahnen – elektromagnetische und feinstoffliche Energien, so nimmt man an –, die den Körper durchziehen. Es gibt zwölf Hauptmeridiane und acht andere Meridiane, die als Gefäße bezeichnet werden, sowie mindestens 365 Akupunkturpunkte. Als Roger Mary untersuchte, stellte er fest, dass nur ihr Magenmeridian mit ihrer Wasserphobie zu tun hatte – und zudem nur ein einziger Punkt auf dem Magenmeridian! Zu weiteren Einzelheiten kommen wir später, im Moment genügt es, zu wissen, dass der Magenmeridian auf beiden Seiten an der Knochenhöhle unter dem Auge, dem Jochbein, beginnt und den Körper hinunter bis zum jeweils zweiten Zeh der Füße verläuft.

Nachdem Roger Marys Einverständnis eingeholt hatte, klopfte er mit seinen Fingern mehrmals leicht auf die Magen-Akupunkturpunkte unter ihren Augen und bat sie, dabei an Wasser zu denken. Können Sie sich das vorstellen? Roger saß Mary gegenüber und klopfte mit seinen Fingern unter ihren Augen, während sie bewusst an Wasser dachte. Nicht gerade das, was man von einem Psychologen erwarten würde, der jemanden unterstützt, eine Phobie zu überwinden. Doch innerhalb von etwa einer Minute rief Mary: „Dr. Callahan, das Problem ist weg!“ Fassungslos fragte er: „Mary, was meinen Sie, das Problem ist weg?“ Und sie antwortete, sie bekäme nicht mehr dieses Gefühl der Übelkeit im Magen, wenn sie an Wasser denke.

Roger beschloss, die Ergebnisse zu testen, indem er Mary bat, hinaus zum Swimmingpool zu gehen, denn er behandelte sie damals in seiner Praxis bei sich zu Hause. Er berichtete die Begebenheit folgendermaßen:

> Ich rechnete fest damit, dass sie sich wie gewohnt sträuben würde, doch zu meiner Überraschung musste ich mich beeilen, um mit ihr auf dem Weg zum Pool Schritt zu halten. Zum ersten Mal schaute sie das Wasser an, ging mit dem Kopf nahe heran und spritzte sich am flachen Ende mit der Hand Wasser ins Gesicht. Ich schaute ihr fassungslos zu, während sie freudig rief: „Es ist weg, es ist weg!“
>
> Marys nächster Schritt machte mir Angst. Sie rannte plötzlich zum tiefen Ende des Pools und diese völlige Abwesenheit von Angst rund um den Pool war für sie so ungewöhnlich, dass ich schrie: „Mary, seien Sie vorsichtig!“ Ich hatte Angst, sie könnte womöglich in den Pool springen und ertrinken. Als sie meine Aufregung sah, lachte sie und versicherte mir: „Keine Sorge, Dr. Callahan, ich weiß, dass ich nicht schwimmen kann.“
>
> (Vierzehn) Jahre Erfahrung mit der Behandlung haben mich seitdem gelehrt, dass die Behandlung nicht plötzliche Unvernunft auslöst. Der Respekt vor der Realität wird durch eine erfolgreiche Behandlung nicht geschmälert, wie ich gelernt habe. (Callahan 1990, S. 10–11)

Diese Begebenheit liegt über vierzig Jahre zurück und Marys vorherige lähmende Angst vor Wasser, die sie ihr ganzes Leben lang gehabt hatte, ist nie wieder aufgetreten.

Was ist Klopfakupressur?

Klopfakupressur oder *Tapping* (neben anderen Bezeichnungen auch *Energy Tapping* oder Meridianklopfen genannt), ist eine Technik, aus dem Gebiet der Energetischen Psychologie (EP). Bei dieser Methode klopfen Sie mit den

Fingern auf spezielle Akupunkturpunkte am Körper – etwa unter den Augen oder auf den Armen, Fingern und am Schlüsselbein –, um emotionalen Stress zu lindern oder sogar zu beseitigen. Dieser Stress kann mit verschiedenen psychischen, verhaltensbezogenen, zwischenmenschlichen und körperlichen Problemen zusammenhängen. Klopfakupressur wird zur raschen Behandlung von Phobien, posttraumatischer Belastungsstörung (PTSB), Angst, Panik, Depression, chronischen Schmerzen, Leistungsblockaden und vielem anderen mehr eingesetzt. Im Grunde kann sie für alles eingesetzt werden! Das ist zwar eine recht gewagte Behauptung, doch dieser wunderbare Ansatz wird durch umfangreiche Forschung und darüber hinaus durch meine eigene persönliche und die persönliche Erfahrung meiner Kollegen bestätigt.

Klopfakupressur umfasst vielfältige Elemente, und in diesem Buch werden die Einzelheiten dieses wirksamen und effektiven Ansatzes besprochen. Hier ein Überblick:

Kapitel 1 handelt von meiner persönlichen Geschichte und meiner Berufstätigkeit, bevor ich das Klopfen entdeckte und danach. Hier werden die Entdeckungen Roger J. Callahans und mehrerer anderer beleuchtet und ebenso meine eigenen Beiträge zu diesem Fachgebiet.

In **Kapitel 2** liegt das Augenmerk auf den Voraussetzungen für diese Arbeit und der Bedeutung der Therapeut-Klient-Beziehung, den Zielen und Vorgaben des Klienten und seiner Zustimmung zur Behandlung, nachdem er über die Abläufe informiert wurde. Besprochen werden außerdem die sechs Phasen des therapeutischen Prozesses anhand des sogenannten RILITA-Modells.

Kapitel 3 stellt einige Details zum Energiesystem des Körpers vor, zu Akupunktur, Angewandter Kinesiologie und den Behandlungselementen Einstimmung, Einstufung, Muskeltesten, psychische Umkehrung, Klopfpunkte, ergänzende Behandlungen, Wörter, zu denen man klopft, Infragestellen der Ergebnisse, Ergebnisprojektion und Nachbesprechung.

In **Kapitel 4** werden grundlegende Klopfprotokolle zusammengefasst; in einem anschaulichen Transkript werden dabei die Behandlungsschritte detailliert aufgeführt. Besprochen wird auch In-vivo-Klopfakupressur als eine Möglichkeit, diese Technik in Alltagssituationen zu integrieren. Erreicht wird das mit der Unterstützung des Therapeuten und dadurch, dass der Klient lernt, wie er das Klopfen zur Selbsthilfe anwenden kann.

In **Kapitel 5** wird erklärt, wie sich andere Blockaden überwinden lassen, die eine wirksame Behandlung behindern; hierbei geht es etwa darum, Verbindung aufzubauen, um Zuhören, Beharrlichkeit, Flexibilität, kontinuierliches Klopfen und *Layering* (eine Kombination mehrerer Therapieformen, also ein Arbeiten in „Schichten", um bessere Wirkungen zu erzielen; Anm. d. Ü).

Auch vielfältige andere erwiesenermaßen wirksame Behandlungsmethoden werden in diesem Abschnitt besprochen, vor allem für Personen, die aus verschiedenen Gründen lieber nicht klopfen wollen.

In den **Kapiteln 6 bis 9** werden detaillierte Fallbeispiele vorgestellt und einige wichtige Überlegungen zur Behandlung verschiedener Diagnosen besprochen, darunter PTBS, chronischer Schmerz, Depressionen und Angst.

In **Kapitel 10** geht es darum, wie die Zukunft von Klopfakupressur und Energetischer Psychologie aussehen könnte.

Obwohl die Methode viele „bewegliche Teile" enthält, sind Energetische Psychologie und Klopfakupressur tatsächlich recht leicht zu erlernen und anzuwenden. Sie erfordern nur etwas Wissen und Übung. Sie müssen kein Psychologe oder Therapeut sein, um erfolgreich zu klopfen; fast jede und jeder kann lernen, wie es geht. Dennoch ist Klopfakupressur kein Ersatz für eine Ausbildung, fundierte Kenntnisse oder auch verantwortungsbewusstes Handeln in den Bereichen, in denen Sie es vielleicht anwenden.

Falls Sie Therapeut oder Coach sind, empfehle ich Ihnen, das ganze Buch zu lesen; konzentrieren Sie sich dabei auf die Anwendungen und üben Sie an sich selbst sowie an Freunden und Kollegen, bevor Sie es an Klienten und Patienten anwenden. Falls Sie vorhaben, diese Techniken zur Selbsthilfe zu nutzen, seien Sie sich bitte bewusst, dass die gezeigten Eingriffe und Anwendungsformen am besten mithilfe einer psychologischen Fachkraft oder eines

Coaches vermittelt werden sollten, die gründlich ausgebildet und erfahren in diesem Ansatz sind. Das heißt nicht, dass Sie Klopfakupressur nicht erfolgreich bei bestimmten Problemen anwenden können, doch sogar viele Profis haben festgestellt, dass auch sie selbst die Hilfe eines Fachkollegen brauchen, um ihre schwierigsten Probleme zu lösen. Sich mit jemandem in einer solchen Beziehung zusammenzutun, ist für den Erfolg von unschätzbarem Wert. Setzen wir damit unsere Klopfakupressur- und EP-Reise fort.

KAPITEL 1

Meine persönliche Geschichte und die Geschichte der Klopfakupressur

Ob ich mich als der Held meines eigenen Lebens erweisen werde oder ob irgendjemand anders diese Position einnehmen wird, das müssen diese Seiten zeigen.

CHARLES DICKENS, DAVID COPPERFIELD

Ähnlich wie bei Ihnen waren viele meiner Lebenserfahrungen ziemlich gewöhnlich, andere hingegen waren recht erstaunlich, wenn ich mich jetzt daran erinnere und darüber schreibe. Im Allgemeinen berichten wir nicht von den gewöhnlichen Ereignissen, sondern vielmehr von den herausstechenden – und das sind die Ereignisse, die uns mit allen Vor- und Nachteilen definieren.

In meiner Kindheit ereignete sich, als ich elf Jahre alt war, eine Tragödie. Damals wurde bei meiner Mutter Brustkrebs und dann ein Lymphom diagnostiziert, was ihr Leben mit 43 Jahren beendete. Sie starb weniger als drei Monate vor meinem dreizehnten Geburtstag. Ich schaute und hörte hilflos zu, wie meine leidenschaftliche und dynamische Mutter qualvoll dahinsiechte. Damals blieben Krebspatienten meistens bis zum bitteren Ende ohne ausreichende Schmerzmittel zu Hause, was massive körperliche und emotionale Schmerzen bedeutete. Chemotherapie und andere Krebsbehandlungen gab es noch nicht, deshalb unterzog meine Mutter sich mehreren Operationen und Strahlenbehandlungen, die sowohl die Krebszellen als auch die gesunden Zellen abtöteten.

Ich erinnere mich noch, als mein Vater mir sagte, dass sie sterben würde. Sie waren kurz vorher aus dem Krankenhaus zurückgekommen, wo sie bestrahlt worden war. Ich machte damals gerade die Betten meiner Brüder, als mein Vater ins Zimmer kam. „Ich muss dir etwas sagen", sagte er mit einem Zögern in der Stimme.

Ich schaute ihn an und dachte, er würde mich auffordern, mehr Hausarbeiten zu erledigen. „Ich weiß", flüsterte ich. „Mama ist krank und ich muss helfen. Siehst du nicht, dass ich die Betten mache?" „Nein, das ist es nicht. Ich weiß, dass du viel hilfst", sagte er in ernstem Ton. „Wir waren gerade beim Arzt. Und der Arzt sagte –" er zögerte. „Der Arzt sagt, dass Mami bald sterben wird."

In jenem Moment fühlte es sich an, als würde sich ein Stromschlag in meinem Körper entladen. Angst packte mich, und ich spürte, wie mir das Blut aus dem Gesicht wich. Ich erlitt buchstäblich einen Schock. Dann war ich wie betäubt und fühlte mich schwach. Sofort fiel ich auf die Knie. Es fühlte sich so an, als würde meinem ganzen Körper die Lebensenergie entzogen. Danach stand ich langsam auf und ging zur Tür, bewusst war mir nur ein Gefühl der Betäubung und der Unwirklichkeit. Jegliche noch verbliebenen Hoffnungen, sie könnte überleben, waren zerschmettert.

Dann rief mich mein Vater. Ich drehte mich um und rannte zu ihm, hielt mich an ihm fest und weinte. Er hielt mich und nach ein paar Minuten sagte er, dass meine Mutter mich nicht weinen sehen solle, ich müsse stark sein.

Sie litt ungeheuerlich, genau wie wir. Sie hatte eine kleine goldene Glocke, mit der sie läutete, wenn sie in ihrem Bett liegend Hilfe brauchte. Ich erinnere mich, dass ich eines Abends die Glocke nicht so schnell hörte, wie ich sie hätte hören sollen. Als ich sie schließlich hörte und schaute, was sie brauchte, weinte sie und sagte, dass sie lange geläutet hätte. Ich war furchtbar traurig und fühlte mich schuldig, dass ich in meiner Beschäftigung so sehr aufgegangen war, dass ich die Glocke nicht gehört hatte. Sie schimpfte nicht mit mir; das machte ich selbst.

Meine drei Brüder und meine Schwester litten ebenfalls. Doch bis zum Zeitpunkt ihres Todes hatten mein Vater und ich meinen Geschwistern nicht verraten, dass die Krankheit meiner Mutter im Endstadium war; in Anbetracht des jungen Alters meiner Geschwister war das wahrscheinlich das

Beste. Und auch meine Mutter hielt es geheim; sie redete nicht viel über ihren Zustand und auch nicht über ihr mögliches Schicksal. Erst an dem Tag, an dem sie das letzte Mal mit dem Krankenwagen ins Krankenhaus fuhr, erkannte ich, dass sie es die ganze Zeit über gewusst hatte. Sie küsste uns Kinder und forderte uns auf, „brav zu sein". Als ich ihr in die Augen schaute, war klar, dass wir beide verstanden: Dies war das letzte Mal, dass wir einander in diesem Leben sehen würden.

Für mich waren die Krankheit und der Tod meiner Mutter sowohl quälend als auch betäubend. Diese traumatischen Erinnerungen beeinträchtigten in der Folge viele Jahre lang meine Beziehungen. Ich hatte eine komplizierte Trauer und versuchte damit umzugehen, indem ich nicht daran dachte, indem ich mir selbst sagte, es sei lange her, und indem ich die schmerzlichen Ereignisse vor und nach ihrem Tod gelegentlich emotional erneut durchlebte. Doch letztlich schien nichts davon zu helfen. Ich glaube wirklich nicht, dass es mir in den Sinn kam, mein Schmerz könne durch irgendetwas anderes geheilt werden als durch das Verstreichen von Zeit. Doch die Zeit heilte die Wunden nicht, und ich musste fast vier Jahrzehnte lang darauf warten, auf anderen Wegen Erleichterung zu erlangen.

Während der Krankheit meiner Mutter zog ich mich oftmals in meine Fantasie zurück, um damit fertigzuwerden. Ich verbrachte viel Zeit an einer alten Royal-Schreibmaschine, die mein Vater aus seinem Büro mit nach Hause gebracht hatte, und schrieb verschiedene Romane. Ich schickte alle an mehrere Verlage, nur um eine Menge Absagen zu bekommen. Doch in der Folge habe ich zahlreiche Artikel und Bücher über Psychologie veröffentlicht. Offensichtlich stimmt es: Du kannst alles schaffen, wenn du nur daran glaubst. Meine inspirierende Vision war, dass ich es kann, und das gilt auch für Sie.

Ich interessierte mich außerdem für Magie, Psychologie und Hypnose. Ich erinnere mich daran, dass ich mit 15 Jahren meinen zehnjährigen Bruder Philip und einige Freunde aus der Nachbarschaft hypnotisierte. Natürlich war ich in diesem jungen Alter nicht besonders bewandert in Hypnose, aber mein Bestreben, den menschlichen Geist zu verstehen, war so ausgeprägt, dass ich mich nach dem College für ein Doktorandenprogramm in klinischer Psychologie an der *Duquesne University* bewarb, das im Jahr darauf beginnen sollte. Doch weil sich das Leben häufig nicht vorhersagen lässt, geschah das Unvorhersehbare. Am Tag nach meiner College-Abschlussfeier hatte ich einen Autounfall und wäre beinahe ums Leben gekommen.

Es war Anfang Juni 1968 und ich fuhr mit meinem roten VW-Käfer zum Studentenclub der Universität, um mich mit Freunden zu treffen, als ein viel größeres Auto als meines – ich glaube, es war ein Chevy – meine Fahrertür herausriss. Das war noch zu der Zeit, bevor Sicherheitsgurte in Autos Standard wurden. Deshalb flog ich durch den Zusammenstoß wie in Zeitlupe durch die Luft und landete auf ein paar Holzstufen, die unter der Wucht meines Körpers zerbrachen. Dann prallte ich über ein Geländer, rutschte den Bürgersteig entlang und überschlug mich, bevor ich abrupt stoppte. Ich versuchte sofort, aufzustehen, und spürte in dem Moment, dass ich innerlich blutete. Ich wälzte mich herum und schaute in den Himmel, in Panik, ich würde sterben und rief „Nein! Ich sterbe nicht! Ich bin noch nicht bereit." Ich glaube, diese Entschlossenheit war, neben anderen Kräften, entscheidend für mein Überleben.

Ein Krankenwagen brachte mich ins Krankenhaus gleich um die Ecke. Ich hatte viele Verletzungen, unter anderem einen Milzriss. Ich wurde operiert und bekam sechs Bluttransfusionen; dabei hing mein Leben mehrere Tage lang an einem seidenen Faden. Die ersten vier Tage lag ich auf der Intensivstation, insgesamt war ich zehn Tage im Krankenhaus. In dieser Zeit bekam ich Morphium und entwickelte eine Abhängigkeit von der Euphorie, in die es einen versetzen kann. Ungeachtet der Versuchung habe ich nie wieder zu Morphium gegriffen.

Nach dem Unfall erholte ich mich fast drei Monate lang zu Hause. Obwohl sich mein körperlicher Zustand rasch besserte, spürte ich noch viele Jahre lang psychische Folgen: Furcht beim Autofahren, Angst, Flashbacks und häufige Panikepisoden mit dem Gefühl, ich würde gleich sterben. Infolge dieses Traumas – verkompliziert durch die vorherigen Traumata im Zusammenhang mit dem Tod meiner Mutter – litt ich unter posttraumatischer Belastungsstörung, generalisierter Angst, Panikattacken und Phobien.

Eines Abends hatte ich eine besonders schlimme Panikattacke, die sich über zwei Stunden hinzog. Ich probierte alles, was mir einfiel, um die Panik zu lindern: händeringend im Haus herumzulaufen, meinen Kopf in Wasser zu tauchen, warm zu duschen, kalt zu duschen, einen Whiskey reinzuschütten, tief in eine Papiertüte zu atmen, die Straße hinunter- und wieder zurückzulaufen, zu versuchen, mich mit rationalen Selbstgesprächen zu beruhigen und mehr. Schließlich ekelte es mich vor der Panik und ich wurde wütend auf sie, und seltsamerweise versuchte ich, sie zu verstärken. Ich schloss meine Augen und konzentrierte mich auf die Panikempfindungen – ich starrte gewissermaßen in den Abgrund. Trotzig sagte ich zur Panik: „Los, pack mich!"

Seltsamerweise führte das zum genauen Gegenteil: Die Panik verschwand sofort. Ich hatte meiner Angst ins Gesicht gesehen und ihr direkt in die Augen geschaut, und als Reaktion darauf löste sie sich auf. Die Genugtuung, die ich über diese zufällige, glückliche Entdeckung empfand! Von da an lebte ich nicht mehr in ständiger Angst vor der Panik. Falls ein Anflug von Angst auftrat, stellte ich mich ihr, beobachtete sie und versuchte, sie zu verstärken, und daraufhin verschwand sie. Wie ich später erfuhr, war das, was ich da machte, im Grunde paradoxe Intention, eine Technik, die Viktor Frankl in seinem Buch „... trotzdem Ja zum Leben sagen" beschreibt. Ich habe zwar festgestellt, dass manche Menschen meinen „Los, pack mich"-Ansatz bei Panik anwenden können, doch die meisten schaffen es einfach nicht, sich dazu zu überwinden. Die Kombination dieser Haltung mit Klopfakupressur, Achtsamkeit und Kenntnissen des autonomen Nervensystems hat sich allerdings als ein Geschenk Gottes erwiesen (darauf werde ich später noch detailliert eingehen).

Nachdem ich mich von meinen Verletzungen und Operationen erholt hatte, war es zu spät, in das *Duquesne*-Doktorandenprogramm in Klinischer Psychologie aufgenommen zu werden, darum bewarb ich mich für ihr Doktorandenprogramm in Philosophie. Außerdem bewarb ich mich als Lehrer einer achten Klasse in der St.-Sebastian-Schule in der Gegend von Pittsburgh. Bei beiden wurde ich angenommen und im Herbst 1968 begann ich zu unterrichten und zu studieren. Während ich im Rahmen meines Philosophiekurses ein inspirierendes Kapitel über Heidegger las, erkannte ich jedoch, dass mir Philosophie nicht genügte. Ich brauchte etwas Konkreteres, etwas, das eine sichtbare Wirkung ermöglichte. Philosophie, so mein Gedanke, würde ich nur lehren und darüber schreiben können. Damals erkannte ich nicht, welchen gewaltigen Einfluss die Philosophie auf das Leben der Menschen und auf das

Fachgebiet der Psychologie hat. Dennoch wurde klarer, dass ich zu meinem früheren Ziel zurückkehren musste.

Zum Ende des Schuljahres beschloss ich, die achte Klasse nicht weiter zu unterrichten und stattdessen eine Laufbahn in Psychologie einzuschlagen. Nach mehreren Unebenheiten auf dem Weg wurde ich an der Universität von Dayton in das Programm für Klinische Psychologie aufgenommen und machte dort meinen Masterabschluss. Danach wurde ich an der Universität von Pittsburgh promoviert. In dieser Zeit kam ich mit der phänomenologischen Psychologie in Kontakt und beschäftigte mich auch mit verhaltensbezogenen, gestalttherapeutischen und experimentellen Ansätzen. Nach meinem Abschluss arbeitete ich in verschiedenen Stellen und Krankenhäusern und landete schließlich eine Zeit lang bei der Arbeit in meiner eigenen Praxis.

Doch irgendwann wurde ich ein wenig ruhelos. Ich bin jemand, der Abwechslung und Forschung braucht, was ich vielleicht von meinem Urgroßvater Ferdinand geerbt habe, der aus Italien eingewandert war und in Amerika sesshaft wurde, und von meinem Vater, der Fertigkeiten in Musik, Ingenieurwissenschaft, Kältetechnik und Betriebswirtschaft entwickelt hat. Ich verspürte das starke Bedürfnis nach etwas Neuem und Wirkungsvollem, insbesondere bei der Behandlung von Traumata, posttraumatischer Belastungsstörung (PTBS) und Phobien – und genau dann stieß ich auf Roger Callahans Klopfmethode. Dieses Konzept und diese Technik faszinierten mich derart, dass ich mich ganz und gar hineinvertiefte. Ich war ein enger Schüler Callahans, lernte seinen Ansatz und seine Grundlagen kennen und entwickelte im Laufe der Zeit meine eigenen Methoden.

Obwohl Klopfakupressur nach meiner Erfahrung vielen anderen Methoden für emotionale Stressbewältigung überlegen ist – auch für die Auflösung meiner eigenen Traumata –, ist die Energetische Psychologie im Laufe der Jahre auf Widerstand gestoßen. Das liegt zum Teil an der energetischen Theorie hinter diesem Ansatz und daran, dass sie anfangs nur begrenzt durch Untersuchungen erhärtet wurde. Schon früh behauptete Callahan, sein Ansatz wirke, weil durch das Klopfen kinetische Energie in das Energiesystem der Akupunkturmeridiane gesendet werde. Außerdem war er der Ansicht, es gebe „Störungen im Gedankenfeld" des jeweiligen psychischen Problems. Das heißt, psychische Probleme existieren in Gedankenfeldern, die energetische

Felder sind. Doch durch die Beschwerden äußert sich die Funktionsweise der Störungen, die Informationsmarker ähnlich genetischen Codes sind, jedoch enger mit *active information* (aktive Information) verwandt. Der Quantenphysiker und Philosoph David Bohm führte den Begriff *active information* 1980 ein, um die Bewegung subatomarer Teilchen zu erklären.

Nach Callahans Aussage basiert ein psychisches Problem grundsätzlich auf den Störungen, die eins zu eins mit den Klopfpunkten in Verbindung stehen, den Akupunkturpunkten auf den zwölf Hauptmeridianen und zwei primären Gefäßen. Das Klopfen führt dazu, dass die Störungen zusammenfallen oder eingeschlossen werden, was wiederum die Belastung neutralisiert, die das Problem schürt. Callahan erkannte auch, dass die Störungen eine nachfolgende Kaskade neurologischer, chemischer und kognitiver Auswirkungen in Gang setzen.

Als ich das Klopfen kennenlernte, gab es keine vernünftige Forschung, die die Methode untermauerte. Die einzigen vorläufigen Nachweise stammten aus zwei Studien mit Versuchspersonen, die bei Radio-Talkshows anriefen. Die berichteten, ihr Stresslevel sei nach dem Anwenden der Methode erheblich zurückgegangen (Callahan 1987, Leonoff 1995). An jeder dieser Studien nahmen 68 Versuchspersonen mit verschiedenen phobischen und anderen Angstbeschwerden teil. Alles in allem wurden 132 der 136 Teilnehmer erfolgreich mit Klopfakupressur behandelt. Das ergibt eine Erfolgsquote von 97 Prozent, was wirklich recht außergewöhnlich ist. Doch die Studien bargen jede Menge methodologischer Probleme. Es gab beispielsweise keine Kontrollgruppen, keine Placebo-Behandlungen, keine Doppelblindstudien und keine Folge-Bewertungen oder andere Evaluierungsmaßnahmen als die subjektive Stresseinstufung der Teilnehmer. Zudem waren die Forschenden selbst Anhänger der Klopfakupressur, was eine potenzielle Ursache für starke Verzerrungen darstellt.

Doch seit damals gibt es über 245 von Fachleuten überprüfte Zeitschriftenartikel über das Klopfen von Akupunkturpunkten, Forschungsstudien und Metaanalysen, die in professionell begutachteten Fachzeitschriften veröffentlicht wurden. Es handelt sich dabei um 65 randomisierte kontrollierte Studien, 51 Studien zu klinischen Ergebnissen, 5 Metaanalysen, 17 systematische Übersichtsarbeiten über die verschiedenen Ausführungsarten der

Energetischen Psychologie und 9 Übersichten, in denen die Energetische Psychologie mit anderen Therapien verglichen wird, etwa mit EMDR (*Eye Movement Desensitization and Reprocessing*, auf Deutsch „Desensibilisierung und Verarbeitung durch Augenbewegungen“) und kognitiver Verhaltenstherapie (KVT; Feinstein 2021). Mit Ausnahme von einer belegen alle experimentellen Untersuchungen die Wirksamkeit der Energetischen Psychologie bei der Behandlung von körperlichen Schmerzen, Angst, Depressionen, Süchten, Traumata und PTBS; außerdem bestätigen sie eine unterstützende Wirkung von Spitzenleistungen im Sport. Eine der Metaanalysen ergab eine mäßige Effektstärke (Gilomen & Lee 2015), während vier andere hohe Effektstärken nachwiesen (Church et al. 2020, Clond 2016, Nelms & Castel 2016, Sebastian & Nelms 2017).

Gleichermaßen haben meine Kollegen und ich Tausende Klienten behandelt, die an starken Traumata, PTBS und anderen emotional aufgeladenen Störungen litten. Wie wir festgestellt haben, können wir mit Klopfakupressur im Allgemeinen wirksame Ergebnisse erzielen, ohne dass der Klient während des Vorgangs leiden muss. Vielleicht sagen Sie, die Begeisterung des Therapeuten sei eine weitere Wirkzutat bei dieser Behandlung. Für mich steht es zwar außer Frage, dass die Qualität der Therapeut-Klient-Beziehung ein wesentlicher Faktor jeder gelungenen Therapie ist, doch nach meiner Erfahrung reicht Begeisterung niemals als hinreichende Bedingung für therapeutischen Erfolg aus.

Mehr zur aktuellen Forschung zu Energetischer Psychologie finden Sie unter dem Menüpunkt *Research* (Forschung) auf der Website der *Association for Comprehensive Energy Psychology*, ACEP (energypsych.org) sowie unter dem Menüpunkt *Readings* (weiterführende Literatur) auf meiner Website (www.energypsych.com). Über eine Liste mit weiterführender Literatur und Ressourcen können Sie sich auch im Anhang dieses Buches informieren. Wenden wir uns jetzt den Fragen der Vorbereitung zu.

KAPITEL 2

Vorbereitung, Annahmen und das RILITA-Modell

Wir gehen ständig vorwärts, öffnen neue Türen und tun neue Dinge, weil wir neugierig sind ... und die Neugier führt uns stets auf neue Wege.

WALT DISNEY

Über William James, einen führenden Philosophen und Psychologen des späten 19. Jahrhunderts, der als der Begründer der amerikanischen Psychologie gilt, wird die folgende Geschichte erzählt. In einem Vortrag über die Rolle von Annahmen in der Wissenschaft machte James deutlich, dass unsere Vorannahmen, auf die wir unser Wissen gründen, sich auf wenig mehr als Glauben stützen. An der Basis der Annahme ist nichts anderes als unser Glaube an die Annahme. Zur Veranschaulichung führte er als Beispiel die Planeten an, die um die Sonne kreisen, und hob hervor, dass sie von nichts anderem gestützt werden als von unseren Annahmen oder Theorien über etwas, das wir als Schwerkraft bezeichnen. Diese Schwerkraft können wir offensichtlich nicht sehen, sondern nur schlussfolgern.

Im Bemühen, den Herrn über den wahren Zweck der Planetenanalogie aufzuklären, fragte James einfach, was die Schildkröten auf ihrem Weg um die Sonne stützen könnte, und deutete darauf hin, dass sie im Grunde von gar nichts gestützt wurden. Darauf antwortete der alte Mann rasch und entschieden: „Oh nein, Sir! Damit kriegen Sie mich nicht. Es sind Schildkröten bis ganz unten!"

Aber natürlich kann es nicht „Schildkröten bis ganz unten" geben. An irgendeinem Punkt gehen einem die Schildkröten aus – an dem ist nichts mehr darunter, an dem werden unsere Annahmen ganz offen sichtbar. Selbst Annahmen, die erheblichen rationalen, intuitiven oder klinischen Rückhalt haben, sind dennoch Annahmen und bilden lediglich die Grundlage, auf der die Struktur aufgebaut wird. Alle Strukturen kippen letztendlich mehr oder weniger, weil ihr Fundament nur so und so viel tragen kann.

Auf dem Gebiet der Physik lassen sich beispielsweise mit den Newtonschen Gesetzen in einem begrenzten Bereich präzise Vorhersagen machen, doch sie bedürfen Anpassungen, wenn es um Vorhersagen zu subatomaren Teilchen (oder sind es Wellen?), zu Geschwindigkeiten, die sich der Lichtgeschwindigkeit nähern (die als die höchste Geschwindigkeit gilt), zur Bewegung zwischen Punkt A und Punkt B (oder ist es entsprechend der Quantenphysik gleichzeitig?) und so weiter geht. Im Alltagsleben haben Sie diese Wahrheit wahrscheinlich schon erlebt, als Sie dachten, die Dinge verhielten sich auf eine bestimmte Art und Weise, und dann stießen Sie auf den Gegenbeweis und mussten Ihre Meinung und Wahrnehmung ändern. Sie sollten immer offen dafür sein, Ihre Sichtweise anzupassen, wenn die Fakten das erfordern.

Praktische Annahmen

Um es zu wiederholen, ein wesentlicher Aspekt jedes Modells sind die Annahmen oder Überzeugungen, auf denen es basiert. Lassen Sie uns zuerst einen Blick auf unsere Annahmen werfen, bevor wir dann zu den Details des Therapiemodells kommen, um das es hier geht.

Psychische Gesundheit ist angeboren. Gesunde psychische Funktionen sind potenziell bei allen Menschen vorhanden. Nicht alle Therapien basieren auf dieser Grundannahme; häufig werden die Klientin oder der Klient als pathologisch angesehen und das Ziel des Therapeuten ist es, ihnen in irgendeiner Hinsicht Unterstützung zu bieten. Doch wir gehen davon aus, dass der Klient in seiner Essenz gesund ist und über viel Weisheit verfügt, ungeachtet der offensichtlichen Symptomatik. Mit dieser Sichtweise – und ich meine damit, diese Sichtweise wirklich im Herzen und im Kopf zu tragen und zu halten – wird es möglich, die Gesundheit des Klienten zutage zu fördern.

Es mag durchaus der erste Schritt sein, den Klienten dort abzuholen, wo er steht. Ansonsten hat er das Gefühl, dass Sie den Ernst seiner misslichen Lage nicht erkennen. Allerdings ist es sehr wichtig, sich nicht in dem oberflächlichen Problem zu verfangen, denn das wird Ihre Stimmung als Therapeut herunterziehen und den Klienten in der Symptomatik einschließen. Um Henry Ford zu paraphrasieren, ob Sie glauben, die Klienten seien gesund, oder ob Sie glauben, sie seien es nicht – Sie haben recht. Das stimmt auch mit dem überein, was ich als das *Michelangelo-Prinzip* bezeichne. Der Renaissance-Künstler nahm die im Stein eingeschlossene Figur wahr und half, sie aus ihrem Gefängnis zu befreien. Hier helfen Sie mit, die Gesundheit des Klienten Wirklichkeit werden zu lassen, die bereits da ist.

Wir erschaffen unsere Wirklichkeit durch die Prinzipien Energie, Geist, Denken und Bewusstsein. Diese Prinzipien sind zum Teil durch die Arbeit von Sidney Banks (1998) und seinen Nachfolgern inspiriert. Die Grundprinzipien, nach denen Sie Ihre Erfahrungswirklichkeit erschaffen, beschränken sich nicht auf äußere Faktoren. Sie haben *Geist*, der der Kontext oder das Instrument ist, mit dem Sie Gedanken erschaffen. Geist geht über das Gehirn hinaus, weil er Ihr ganzes Wesen durchdringt. Der Geist nimmt zwei Formen an: als universaler Geist und Ihr persönlicher Geist. Der universale Geist durchdringt das Universum. Er ist in Tieren, Pflanzen, Planeten, Sternen – in allem. Der persönliche Geist ist individuell und subjektiv.

Als Nächstes kommt das *Denken*. Denken ist nicht real in einem fassbaren Sinn, obwohl es sich um „reales Denken" handelt. Es wurde angenommen, das Denken sei ein Prozess aus feuernden Neuronen und chemischen Reaktionen, doch es ist mehr als das. Das Denken auf das Feuern von Neuronen oder chemische Reaktionen zu reduzieren, ist außerordentlich vereinfachend. Denken ermöglicht es, zu erschaffen. Und es manifestiert sich in Worten, Bildern, inneren Gerüchen und Geschmackserfahrungen und in Emotionen. Emotionen sind im Wesentlichen gefühlte Gedanken. Denken ist allgegenwärtig und kann sowohl *verarbeitendes Denken* als auch *inspirierendes* oder *empfangendes Denken* beinhalten.

Das führt uns zu einem weiteren Aspekt Ihrer Erfahrungsrealität, *Bewusstsein.* Aufgrund von Bewusstsein können Sie die Wirklichkeit erfahren. Auch Ihre Erinnerungen und Vorstellungen können Sie durch Bewusstsein erfahren – Sie können an etwas denken und es fühlen, als wäre es real, auch wenn es das nicht ist. Je nach dem Grad Ihres Verständnisses, ein weiterer Aspekt des Bewusstseins, können Sie über bestimmte Gedanken hinausgehen (also aus ihnen heraustreten) und verstehen, dass dies Gedanken und dass Sie der Denkende sind. All dies – Geist, Denken und Bewusstsein – ist im Prinzip Energie in unterschiedlichen Formen.

Bioenergie und Gefühle schwingen von einem Menschen zum anderen. Die Gesundheit des Therapeuten wirkt sich auf den Klienten aus und beeinflusst ihn. Wenn Ihre Energie – das heißt, Ihr Geist, Ihre Gedanken und Ihr Bewusstsein – sich auf einem gesunden Niveau befindet, wird sich dies auf den Klienten auswirken. Und dies wiederum wird den Klienten unterstützen, sich auf einen Zustand der Gesundheit zuzubewegen, und es wird Sie dabei unterstützen, die Gesundheit im Klienten ans Tageslicht zu befördern. Im Kern ist das ein Resonanzprinzip, das mit der kybernetischen Theorie übereinstimmt: Innerhalb des Systems wird sich das Element mit der höchsten Schwingung auf das System auswirken und es kontrollieren.

Das erinnert mich an den holländischen Physiker und Erfinder der Pendeluhr, Christiaan Huygens, der entdeckte, dass voneinander unabhängige Pendeluhren an einem konkreten Standort synchron laufen. Im Laufe der Zeit stellte man fest, dass sich die anderen Uhren der Uhr mit der kräftigsten Feder, der stärksten Schwingung, angleichen. Dasselbe Prinzip gilt für die Therapie und andere kommunikative Bemühungen. Wenn der Therapeut in einem guten Gesundheitszustand ist – oder, physikalisch ausgedrückt, in einem Zustand hoher Schwingung –, beeinflusst das den Klienten positiv. Umgekehrt wirkt es genauso: Falls der negative Zustand stärker ist, werden Sie sich daran angleichen. Wahrscheinlich haben Sie schon einmal die Erfahrung gemacht, dass Sie mit jemandem in einem sehr positiven oder negativen Zustand zusammen waren und sich das auf Ihr Befinden ausgewirkt hat.

Ein Gefühl von Sicherheit begünstigt Lernen und psychische Gesundheit. Es findet keine gute Therapie statt, wenn sich Klient oder Therapeut unsicher fühlen. Therapie alter Schule, die vielleicht heute noch in manchen Kreisen praktiziert wird, fordert den Klienten auf, alles rauszulassen, wirklich in die erlebte Belastung hineinzugehen, um die traumatischen Lebensereignisse aufzuarbeiten. Das habe ich früher gemacht. Ich glaubte, ich würde meine Arbeit nicht erledigen, wenn der Klient seine Gefühle nicht massiv ausdrückt. Doch Ihren Klienten zu drängen, seine Gefühle auszudrücken, bringt seine Energie gehörig durcheinander und kann ein intensives Gefühl der Unsicherheit hervorrufen. In einem solchen Zustand ist es für den Klienten sehr schwierig, daraus einen Nutzen zu ziehen und etwas zu lernen.

Aus neurologischer Sicht befinden wir uns, wenn wir gestresst sind, in einem Zustand von Kampf, Flucht oder Erstarrung. Das ist ein Zustand der Unsicherheit, ein Erleben von Gefahr, der unsere Fähigkeit zu klarem Denken beeinträchtigt. Sich im Leiden zu ergehen, ist also keine Lösung. Viele Klienten beherrschen das bereits perfekt und kommen zu Ihnen in der Hoffnung, diesem zerstörerischen Muster zu entkommen. Vielleicht nützt es ihnen, sich auf einen belastenden Gedanken, eine Erinnerung oder einen emotionalen Zustand einzulassen, doch es ist wichtig, ihnen gleichzeitig die Fähigkeit zu vermitteln, einen Schritt zurückzutreten und den belastenden emotionalen Zustand zu neutralisieren, damit sie inneren Frieden finden und sich mit ihrer Weisheit verbinden. Höhere Bewusstseinszustände ermöglichen dies, und die in diesem Buch besprochenen Techniken und Einsichten machen Ihren Klienten den Weg zu einer solchen inneren Sicherheit zugänglich.

Therapeutinnen und Therapeuten, die ihren eigenen Neigungen folgen, haben die größte therapeutische Wirkung. Am besten führen Sie eine Therapie in Ihrem eigenen persönlichen Stil durch. Es ist zwar in Ordnung, sich von Meistern der Therapie und Kommunikation inspirieren zu lassen, doch Ihr Ansatz wird nicht sehr kongruent und wirksam sein, wenn Sie versuchen, genau wie jene zu therapieren. Im therapeutischen Kontext (oder eigentlich in jedem Kontext) können Sie niemand anders sein als Sie selbst. Ihre Wirkung und Kraft liegen darin, dass Sie echt und in dem Moment ganz bei Ihrem Klienten sind. Deshalb geht es nicht um „die“ Methode, sondern um

„meine Methode“ oder „Ihre Methode“. Das ist es, was meiner Meinung nach die Interaktion und die Beziehung zwischen einem bestimmten Klienten und einem bestimmten Therapeuten ausmacht und weshalb sie funktioniert. Derselbe Klient wird zum Beispiel eine andere Beziehung zu Ihnen haben als zu einem anderen Therapeuten.

Das Problem des Klienten spiegelt ein eingeschränktes Verständnis und eine energetische Störung wider. Das Problem verändert sich dadurch, dass das Verständnis des Klienten erweitert wird und energetische Blockaden beseitigt werden. Falls ein Klient beispielsweise bei der Erinnerung an ein beunruhigendes Ereignis eine Belastung empfindet, ist es für ihn fruchtbarer, auf einer tiefen Ebene zu verstehen, dass dies eine Wirkungsweise seiner Gedanken ist, die mit der Erinnerung verbundene Bilder, Worte, Geräusche und Gefühle enthalten können. Sehr häufig ist die emotionale Wirkung jedoch so stark, dass es schwierig, wenn nicht sogar unmöglich ist, einen Schritt zurückzutreten und die Belastung oder das Leiden als ein Echo aus der Vergangenheit zu erkennen.

Deshalb gibt es viele energetische Techniken, die helfen, die emotionale Auswirkung der Erinnerung zu lindern, und so ein höheres Maß an Verständnis zu ermöglichen. Emotionalen Stress aufzulösen kann sicherlich sehr wohltuend sein. Doch sobald der Klient erkennt, dass die Belastung und das Leid eine Wirkweise des Denkens sind (*Thought Recognition*, das Erkennen der Gedanken) und nicht nur an den Umständen liegen, hilft ihm das, die Ergebnisse unserer Anwendungen einzuordnen – und das verhilft ihm zu Handlungsfähigkeit.

Die Fähigkeit, einen Gedanken im jeweiligen Moment als den Ursprung der eignen Erfahrungsrealität zu erkennen, vermittelt ein Gefühl des Wohlbefindens. Ein uraltes Konzept in der Psychotherapie ist die internale Kontrollüberzeugung versus der externalen Kontrollüberzeugung. Wenn Sie Ihre Situation aus dem Blickwinkel einer externalen Kontrollüberzeugung erleben, fühlen Sie sich verletzlich und machtlos. Zwar liegen tatsächlich viele Dinge außerhalb Ihrer Kontrolle, doch Ihr psychischer Zustand oder Ihre subjektive Erfahrung sind etwas, das Sie kontrollieren können. Und sobald Sie verstehen, dass Ihr Erleben eine Funktionsweise Ihrer Gedanken ist und nicht allein ein Resultat der äußeren Situation, fühlen Sie sich nicht mehr so verletzlich.

Ein wichtiges Therapieziel besteht darin, das Weltbild des Klienten von einer äußeren zu einer inneren Kontrollüberzeugung zu wandeln. Wenn Sie das Bewusstsein des Klienten dafür schärfen, dass seine Gedanken die wesentliche Quelle für sein Leiden sind (*Thought Recognition*) und ihm wirksame Techniken an die Hand geben, um diese Belastungen aufzulösen, wird er sich weniger anfällig für äußerliche oder vergangene Gegebenheiten fühlen – und es auch weniger sein. Dies ermöglicht ihm einen einfachen Zugang zu seiner psychischen Gesundheit.

Unsere Lehre und unsere energetischen Behandlungen sollten sich spezifisch auf die für den Klienten relevanten Bereiche konzentrieren. Je spezifischer die Behandlung, desto wirksamer. Einfach eine philosophische Einstellung anzubieten mag interessant sein, doch in der Regel genügt das nicht, um eine tiefgreifende Veränderung zu unterstützen. Wenn ein Klient beispielsweise Hilfe bei Angstgefühlen benötigt, ist es wirkungsvoller, konkrete Sorgen nacheinander ins Visier zu nehmen, als zu versuchen, die Angst allgemein anzugehen. Indem er eine einzelne konkrete Angstreaktion überwindet, lernt der Klient, mit Angst in anderen Situationen umzugehen. Allerdings kann es auch nützlich und wirkungsvoll sein, wenn er sich auf die Angstempfindungen in dem Moment einlässt, indem er achtsam beschreibt, wie diese sich im Körper anfühlen und die Gedanken, die im Innersten der Angst liegen erkennt, während er gleichzeitig diese Empfindungen mittels einer EP-Technik wie Klopfakupressur auflöst.

Am besten ist es, Klientinnen und Klienten zu vermitteln, wie sie besser zuhören, ihren Geist klären und sich energetisch selbst behandeln können. Es gibt zwar Ausnahmen von dieser Regel, doch viele Menschen hören nicht gut zu. Sie können so in ihrem Leiden, in ihrer inneren Verarbeitung und ihren abschweifenden Gedanken gefangen sein, dass sie nicht hören können, was Sie ihnen anbieten. Das Gleiche gilt für den Therapeuten; es ist von außerordentlicher Wichtigkeit, dass Sie mit nur wenig oder nichts anderem in Ihrem Geist zuhören können.

Dies mit Ihrem Klienten zu besprechen, kann dessen Fähigkeit verbessern, zuzuhören und das Angebotene aufzunehmen (und Sie daran erinnern, es genauso zu machen). Für gewöhnlich können Sie erkennen, wann der Klient gerade nicht gut zuhört, und in diesen günstigen Momenten können Sie die Bedeutung dieser Fähigkeit ansprechen. Wenn Sie einen Klienten in einer energetischen Technik wie der Klopfakupressur anleiten und ihn hindurchführen, ist es wiederum entscheidend, dass er gut zuhört, damit er die Technik erfolgreich anwenden kann.

Therapie wird am besten in Teamarbeit durchgeführt. Oftmals kommen Klienten mit der Überzeugung in die Therapie, dass der Therapeut sie schon „in Ordnung bringen" wird. Aus ihrer Sicht ist der Therapeut die Autorität. (Das ist ein weiteres Beispiel für eine externale Kontrollüberzeugung.) Während der erste Schritt in der Therapie darin bestehen kann, diese vom Klienten vertretene Position zu akzeptieren, ist es wesentlich, möglichst bald klarzustellen, dass Therapie Teamarbeit ist. Es ist richtig, der Therapeut verfügt über theoretisches Wissen und praktische Fertigkeiten. Doch der Klient muss die Verantwortung dafür übernehmen, die vom Therapeuten angebotenen Fertigkeiten zu erlernen und anzuwenden. Wenn dies in der Therapie nicht klargestellt wird, ist es unwahrscheinlich, dass die Arbeit erfolgreich sein wird.

Das RILITA-Modell

Inspiriert durch die Arbeit von Carl Rogers (1951), Sidney Banks (1998, 2001) und George Pransky (1992), habe ich ein sehr praktisches Modell entwickelt, das ich in meiner Arbeit nutze. Ich bezeichne es als das RILITA-Modell. Das Akronym steht für sechs verschiedene Aspekte eines Gesprächsprozesses und kann zusammen mit Klopfakupressur, aber auch in anderen therapeutischen und kommunikativen Zusammenhängen eingesetzt werden.

Der erste Schritt besteht im Rapport (auch im Englischen „Rapport", hier im Sinne von Verbindung; Anm. d. Verlags), der die gesamte Interaktion durchdringt. Der nächste ist die Erkundigung (im Englischen „Inquiry"), bei der Sie Fragen stellen, um herauszufinden, warum der Klient zu Ihnen gekommen ist. Während Sie fragen, hören Sie dem Klienten auf eine ganz genaue Art und Weise zu (Zuhören, im Englischen „Listen“) und stellen Folgefragen. Aus dieser Art des Zuhörens kombiniert mit Ihrer Erkundigung und dem Rapport entsteht eine Inspiration (im Englischen ebenfalls „Inspiration“), die zu zusätzlichen Fragen für weitere Klärung führen kann.

An irgendeinem Punkt wird klar, was der Klient braucht, und an diesem Punkt vermitteln (im Englischen „Teach“) Sie ihm dies und leiten ihn mit einer Anzahl von Techniken an, die Ihnen zur Verfügung stehen. Sobald Sie ins Schwarze treffen, wird sich im Klienten eine Veränderung vollziehen. Vielleicht nehmen Sie die Veränderung in diesem Moment wahr oder entdecken sie in einer Folgesitzung. Falls keine Veränderung eintritt, müssen Sie Anpassungen (im Englischen „Adjustments“) vornehmen (sich zum Beispiel darauf konzentrieren, wieder Rapport herzustellen, falls dieser verlorengegangen war). Wenn Sie dem Vorgang an sich Ihre Aufmerksamkeit schenken, inklusive der Identifizierung und Lösung der jeweiligen Probleme, wird ein Erfolg sehr wahrscheinlich. Schauen wir uns nun die einzelnen Schritte des RILITA-Modells genauer an.

Rapport

Selbst wenn Sie viele Techniken in Ihrer Toolbox haben, wie beispielsweise Klopfakupressur, Visualisierungsübungen oder das Infragestellen einschränkender Gedanken und Überzeugungen, kommt der Klient eventuell nicht wieder, falls Sie etwas davon in der ersten Sitzung einsetzen. Denn der therapeutische Prozess geht vor allem mit einer Beziehung einher: der Beziehung zwischen Therapeut und Klient. Diese Art Beziehung ist einzigartig. Sie kann so etwas wie eine Freundschaft sein, doch sie ist auch ganz anders, da es sich um eine professionelle Beziehung handelt, in der ethische Aspekte eine Rolle spielen.

Die therapeutische Beziehung basiert auf einer tiefen Akzeptanz des Klienten und einem tiefen Gefühl von Rapport, was als bedingungslose positive Wertschätzung bezeichnet wird (Rogers 1951). Deshalb ist Rapport der erste Tagesordnungspunkt; und am wichtigsten ist, dass Sie als Therapeut kompetent sind und Ihre Kompetenz für den Klienten sichtbar ist. Außerdem müssen Sie davon überzeugt sein und erkennen, dass den Klienten mehr ausmacht, als es von außen aussieht. Während Sie mit diesem Menschen interagieren, begrüßen Sie im Einklang mit ihm und ehrlich die Möglichkeiten, ihn zu erheben und seine Stärken und Leistungen anzuerkennen.

Vorzugsweise haben Sie dem Klienten gegenüber ein gutes Gefühl und fällen keine negativen Beurteilungen über ihn. Falls doch irgendwelche negativen oder störenden Gedanken auftauchen, verstricken Sie sich nicht darin. Bleiben Sie vielmehr achtsam, indem Sie Ihre Gedanken beobachten, ohne sie zu bewerten, und lassen Sie alle auftauchenden negativen oder störenden Gedanken fallen, anstatt sich in ihnen zu verheddern. Dadurch bleibt Ihre Energie im Gleichgewicht, und das wiederum berührt den Klienten auf energetischer Ebene, was seine Gesundheit zutage fördert.

Erkundigung und Zuhören

Sobald Sie Rapport hergestellt haben, ist es an der Zeit, Ihrem Klienten eine Reihe sachdienlicher Fragen zu stellen. Sie erkundigen sich, was er sich von der Therapie oder dem Coaching wünscht: „Ich lese gerade Ihr Aufnahmeformular, auf dem Sie einige Probleme beschreiben, die Sie derzeit haben. Wie kann ich Ihnen helfen? Was führt Sie heute her? Was kann ich für Sie tun? Was können wir zusammen für Sie tun?"

Dann hören Sie Ihrem Klienten zu. Und Sie hören auf eine ganz bestimmte Art und Weise zu und beobachten ihn auch so, grundsätzlich ganz ohne eigene Gedanken. Vielleicht hören Sie so zu, wie Sie auch Musik oder den Geräuschen eines Flusses oder vorbeifahrender Autos zuhören. Sie hören nicht zu, um eine Diagnose zu stellen oder eine Theorie zu bestätigen. Stattdessen lauschen Sie auf einen relevanten blinden Fleck in der Verständnisebene des Klienten. In gewisser Weise gehen Sie mit einem Anfängergeist heran. Statt automatisch die Lücken auszufüllen, gestatten Sie sich, verwundert und neugierig zu sein; das wird Sie zum Kern dessen führen, was Sie verstehen müssen und was der Klient verstehen muss. Diese Denkweise ähnelt sehr derjenigen der Fernseh-Ermittler Columbo, Mr. Monk oder Inspector Barnaby. Sie folgen Ihrer Verwunderung, und das führt Sie und den Klienten ganz natürlich zu dem, was Sie wissen und was Sie tun müssen.

Bei der Erkundigung geht es auch darum, Fragen respektvoll zu stellen; es handelt sich nicht um ein Verhör. Der Therapeut oder Coach arbeitet gewissermaßen wie ein Anthropologe, der eine einzigartige Kultur beobachtet und diese verstehen will. Sie stellen Fragen, um ein tieferes Verständnis dafür in Gang zu setzen, was mit dem Klienten vorgeht – um seinetwillen. Sie versuchen nicht, sich daran zu erinnern, was der Klient vorhin sagte oder machte, denn das kann Ihrem Zuhören und Beobachten in diesem Moment in die Quere kommen. Sie lassen einfach zu, dass die Äußerungen und das Tun des Klienten Sie berühren. Am besten ist es, ihm zu vermitteln, das ebenfalls zu machen. Je besser Sie und der Klient zuhören, desto besser stehen die Chancen für positive Ergebnisse. Durch ein solches Zuhören sind Sie offen dafür, Inspirationen zu empfangen.

Inspiration

Was der Klient verstehen muss, wird sowohl bei ihm als auch bei Ihnen eintreten, während Sie zuhören und beobachten. Diese Erkenntnis kommt wie ein Blitz aus heiterem Himmel – ein Aha-Erlebnis! Sie ist nicht das Ergebnis einer Analyse oder einer Theorie über den Stand der Dinge. Sie ist eine Erkenntnis in dem Moment, die vielleicht aus dem universellen Bewusstsein kommt. Auf eine gewisse Art ist das so, wie wenn Sie versuchen, sich an den Titel eines Liedes zu erinnern, das Sie gehört haben. Sie ringen darum, sich den Titel wieder ins Gedächtnis zu rufen. Je mehr Sie sich jedoch bemühen, desto mehr Stress empfinden Sie und desto schwerer fassbar wird die Antwort. Sobald Sie nicht mehr um die Antwort ringen und sich die Gelegenheit geben, einen Schritt zurückzutreten, und davon ablassen, ihn herauszufinden, betreten Sie das Feld der Inspiration. Das ist eine andere Art von mentaler Verarbeitung – der Prozess, durch den Kreativität stattfindet. Ein integraler Bestandteil dieser Inspiration ist die Überzeugung, dass sich alles in Ordnung bringen lässt. Überzeugungen bringen Sie entweder zum Stillstand oder sie treiben Sie vorwärts und weiter.

Es heißt, dass Einstein beim Rasieren sehr vorsichtig sein musste, wenn mit der Lösung für eine theoretische Frage rang. Sobald er sich auf das Rasieren konzentrierte, statt auf die Frage, kam die Antwort genau in diesem

Moment. Das konnte so schockierend sein, dass er sich sogar hätte schneiden können. In der Tat erleben wir manche unserer kreativsten Momente bei solchen Gelegenheiten, sei es beim Baden oder Duschen, wenn wir uns im Urlaub entspannen, wenn wir Musik hören, den Rasen mähen oder sogar, wenn wir Papierpuppen ausschneiden. Dieses praktische Wissen können wir alle nutzen. Es geht darum, über den Tellerrand hinauszuschauen.

Vermitteln/Anleiten

Nachdem Ihre Inspiration eingetreten ist, überprüfen Sie diese mit Ihrem Klienten, um festzustellen, ob sie passt. So erhalten Sie Informationen über das Verständnisniveau des Klienten. Wenn die Zeit reif ist, können Sie dann den Klienten anleiten anhand von Beispielen, Ideen, Metaphern, Techniken, Übungen usw. Es ist wichtig, dass das Lernen für die besonderen Umstände des Klienten relevant ist, indem es von seinen ganz eigenen blinden Flecken ausgeht. Wesentlich ist auch, dass er wirklich erfahren und lernen will, was Sie ihm zu vermitteln haben; darum brauchen Sie eine Art Übereinkunft mit dem Klienten über das Lernen in diesem gezielten Bereich. Sofern Sie bei diesem Prozess einen klaren Geist bewahren, wird das Thema mit Ihnen und dem Klienten in Resonanz gehen, und Ihrer beider Geist wird sich auf ein höheres Wissen einschwingen.

Anpassungen

Beobachten Sie den Klienten, nachdem Sie eine Intervention angeboten haben, um festzustellen, ob eine Wirkung eingetreten ist. Sie werden erkennen können, wenn dies passiert ist, denn dann wird sich der Klient verändern. Das Trauma wird ihn nicht mehr quälen, das depressive Gefühl wird sich auflösen, der körperliche Schmerz wird nachlassen oder er wird sich irgendwie anders entspannen. Gelegentlich ist die Veränderung erst in der Folgesitzung erkennbar. Falls keine Veränderung stattfindet, sind Anpassungen erforderlich, und der Prozess des Vermittelns bzw. Anleitens und Lernens geht weiter.

Anpassungen können auf vielen Ebenen stattfinden: indem Sie eine andere Metapher, eine andere Idee ausprobieren oder eine andere therapeutische

Übung einsetzen; indem Sie erneut Rapport herstellen; indem Sie das Zuhören des Klienten (oder Ihr eigenes) verbessern; indem Sie das, was Sie zu vermitteln versuchen, neu bewerten oder was immer in dem Moment sachdienlich ist. Manchmal rührt Ihre Anpassung von der Erkenntnis her, dass Sie sich in Ihrem eigenen Ego verfangen, übermäßig in eine Theorie investiert oder etwas versucht haben, was sich für Sie nicht echt anfühlt. Doch halten Sie immer an der Überzeugung fest, dass Veränderung möglich und sogar unvermeidlich ist – dass die Gesundheit im Klienten bereits vorhanden und zugänglich ist.

Möglicherweise ist die Klientin oder der Klient nicht zu Ihnen gekommen, um sich zu verändern; in diesem Fall wird auch das ein wesentlicher Aspekt der Anpassung sein. Manche Klienten kommen nur zur Therapie, um zu reden, um verstanden zu werden oder um Zustimmung zu finden; in einem solchen Fall kann eine Anpassung auf einer anderen Stufe erforderlich sein. Je nach Ihrer Herangehensweise als Therapeut oder Coach können Anpassungen damit verbunden sein, sich darauf zu verständigen, die Arbeit fortzusetzen, wobei Sie einfach zuhören und bestätigen, sachdienliche Fragen stellen und den Klienten dabei unterstützen, sich auf Veränderungen zu konzentrieren, die seine Lebensqualität verbessern können. Oder Sie verständigen sich einfach darauf, dass Ihre Wege sich trennen.

Der nächste Schritt

Nach dem Überblick über das RILITA-Modell ist es nun an der Zeit, zu einigen Techniken weiterzugehen, die, wie viele meiner Kollegen und ich festgestellt haben, hochwirksam dafür sind, unerwünschte emotionale Reaktionen aufzulösen, Grundüberzeugungen zu verändern, körperliche Schmerzen zu lindern, PTBS und andere Traumatypen zu behandeln, Phobien und Depressionen zu mildern, Spitzenleistungen zu begünstigen und vieles mehr. Im nächsten Kapitel konzentrieren wir uns auf Klopfakupressur und zusätzliche Techniken in ihren verschiedenen Formen. Behalten Sie aber bitte immer im Gedächtnis: Die eigentliche Veränderung rührt nicht vom Klopfen selbst her, sondern daher, dass der Klient seine wahre Kraft anzapft. Das ist der springende Punkt. Genießen Sie die Reise.

KAPITEL 3

Wie Klopfen funktioniert

Wenn der Wolf vor der Tür steht …
tanze (und klopf) deine Sorgen einfach weg

MACK AND MABEL (Anspielung auf das Musical, in dem die Sorgen mit Stepptanz vertrieben werden; *to tap* bedeutet neben klopfen unter anderem auch Stepptanzen; Anm. d. Ü.)

Der Fall Barbara

1993 hatte ich die Gelegenheit, mit Barbara zu arbeiten, einer 33-jährigen Patientin, die ich schon vorher behandelt hatte. Die vorherige Behandlung hatte ihr zwar etwas genützt, doch bei einem Kindheitserlebnis hatte ich ihr nicht helfen können. Dieses Erlebnis war ein sexueller Übergriff. Sie war damals 13 und ein 19-Jähriger tat ihr Gewalt an. Sie hatte ihren Eltern nie etwas davon erzählt, sondern still gelitten. Sie hatte häufig Albträume, griff zu Drogen und Alkohol, überaß sich und war extrem depressiv. Sie hielt sich für nicht wertvoll und machte sich sogar selbst Vorwürfe.

Als Barbara mich wieder aufsuchte, ärgerte sie sich wegen eines noch nicht lang zurückliegenden Streits mit ihrer Mutter. Dieser rief ihr etliche belastende Erinnerungen in Bezug auf ihrer beider Beziehung ins Gedächtnis. Nachdem ich mir ihre Sorgen angehört hatte, erklärte ich ihr, dass ich eine neue Therapieform praktizierte, bei der bestimmte Punkte auf dem Körper beklopft werden, um Probleme zu lindern. Ich schlug vor, diese bei ihr durchzuführen, und sie war einverstanden. Innerhalb weniger Minuten, in denen sie an bestimmten Stellen geklopft hatte, empfand sie keine Belastung mehr wegen ihrer Mutter. Sie fühlte sich positiver und optimistischer in Bezug auf ihre Beziehung und sagte sogar, sie verstehe nicht, warum sie das so belastet habe, denn so sei ihre Mutter nun einmal und sie meine es gut.

Als Nächstes fragte ich Barbara, ob es für sie in Ordnung sei, das Trauma zu behandeln, das sie mit 13 erlebt hatte. Als sie sich an das Ereignis erinnerte, begann sie sofort zu weinen. Um sie dabei zu unterstützen, ihre Aufmerksamkeit von den belastenden Erinnerungen und Körperempfindungen, die sie in diesem Moment beschäftigten, wegzulenken, bat ich sie, verschiedene Gegenstände in der Praxis anzuschauen und zu beschreiben: die Lampe, den Tisch und Klimperkram. Das half ihr, sich in einen anderen Zustand zu bringen und sich relativ sicher zu fühlen und präsenter zu sein.

Mit ihrer Erlaubnis leitete ich sie dann an, verschiedene Punkte an ihrem Körper zu beklopfen: zwischen den Augenbrauen, unter den Augen und unter den Schlüsselbeinen, in der Mitte der Brust, unter einer Achselhöhle, an den Rändern bestimmter Fingernägel und ähnliches. Phasenweise begann sie zu dissoziieren und ich rief sie zurück und half ihr mit dem Klopfen. Innerhalb weniger Minuten dieser Behandlung stellte ich eine unglaubliche Veränderung bei Barbara fest. Alle Anzeichen von Leid und Belastung waren aus ihrem Gesicht wie ausgelöscht und ihr allgemeines Auftreten war jetzt gelassen und heiter. Sie langte auf meinen Schreibtisch und nahm sich ein Taschentuch, um sich die Tränen im Gesicht zu trocknen. Dann saß sie ruhig da und schaute mich mit einem entspannten und friedlichen Gesichtsausdruck an. Es wäre untertrieben, zu sagen, dass ich über das, wovon ich da Zeuge wurde, staunte.

Ich verbarg mein Erstaunen nicht besonders erfolgreich und fragte sie: „Wie fühlen Sie sich?"

Ihre Antwort war ein einfaches, lässiges „Gut" – als wollte sie sagen: „Warum fragen Sie?"

„Ich meine, in Bezug auf das, was Ihnen mit 13 widerfuhr?", fragte ich.

„Das ist einfach etwas, was mir in meiner Kindheit passiert ist", sagte sie ruhig.

„Aber Sie wurden vergewaltigt!", rief ich. „Belastet Sie das jetzt nicht?"

Barbara schüttelte den Kopf und sagte nur: „Nein."

Ich wollte die Stabilität dieser erstaunlichen Veränderung testen. Zuvor hatte sie geweint, es sei ihre Schuld gewesen und sie habe nicht auf ihre

Mutter gehört; deshalb erkundigte ich mich – so schwierig diese Frage war –, ob Barbara immer noch meine, der Übergriff sei ihre Schuld gewesen.

„Nein", sagte sie fest und kongruent. „Ich war daran nicht schuld. Wenn überhaupt, dann war er es. Aber das ist jetzt Vergangenheit."

Ich war sprachlos. Niemals hatte ich eine so auffallende Veränderung in so kurzer Zeit stattfinden sehen – praktisch sofort! Man könnte meinen, dass Barbara auch von den Socken war, aber sie war ganz gelassen. Vielleicht sogar unbeeindruckt, als wäre nichts geschehen!

Ich sah Barbara noch mehrmals bei Folgesitzungen. Nach dieser kurzen Behandlung quälte sie das Trauma niemals wieder. All die Gespräche vorher, alle Visualisierungen, alle Versuche, sie dahin zu bringen, „rationaler" über das Trauma zu denken, alles Durchleben von Emotionen – nichts davon hatte irgendwie gewirkt im Vergleich zu den wenigen Minuten des Klopfens, das ihr Denken und Fühlen zu dem sexuellen Übergriff rasch veränderte.

Mehrere Monate lang bot ich Barbara weiterhin Behandlungen an, bei denen wir mit wirkungsvollen Ergebnissen über andere Probleme in ihrem Leben redeten, die sich angesammelt hatten, und dazu Klopfakupressur durchführten. Sie hörte auf, zu trinken und Drogen zu nehmen, ihre Depression und ihre Ängste lösten sich auf und sie fand wieder einen Sinn in ihrem Leben. Sie ging aufs College, absolvierte ein Aufbaustudium und wurde schließlich lizensierte Sozialarbeiterin und Psychotherapeutin. Durch unsere Beziehung und die Auflösung jenes frühen Traumas wurde sie erheblich lockerer. Und ich muss sagen, das hat auch mir wirklich geholfen, denn daraufhin brach ich auf zu einer inspirierenden Mission, die mein eigenes Leben veränderte.

Das Energiesystem des Körpers

Die Therapie, die ich Barbara anbot – und Tausenden anderen Klienten im Laufe der letzten Jahrzehnte –, basiert auf der Vorstellung, dass der Körper über ein Energiesystem mit Bahnen verfügt, die als Meridiane bezeichnet werden. Diese Meridiane interagieren mit mehreren dichteren Energiezentren, Chakren genannt, sowie mit nachweisbaren Energiefeldern um den Körper herum. Und wenn Energie wirklich jeden Kubikzentimeter Raum im gesamten Universum durchdringt, wie es die Physiker David Bohm und Basil

J. Hiley erklärten (Bohm 1980, Bohm & Hiley 1993), dann sind die Meridiane ein wesentlicher Bestandteil unserer Verbindungen zueinander – und übrigens auch zu allem anderen.

Um bestimmte Klopftechniken erfolgreich anzuwenden (zu denen wir gleich kommen), müssen Sie zuerst dieses Energiesystem verstehen. Betrachten wir also einige Fakten zu Akupunktur und Klopfakupressur. Diese Informationen sind auch hilfreich, um Ihren Klienten die Grundlagen der Klopftechniken zu erklären.

Akupunktur und Meridiane

Vor etwa 5000 Jahren entdeckten Menschen in China, dass der Körper über ein Energiesystem verfügt, das bestimmten Bahnen folgt, die Meridiane genannt werden. Vor diesen Erkenntnissen in China wurde einige tausend Jahre vorher bereits das gleiche bioenergetische System in Indien erläutert. Auch gibt es Hinweise, dass in anderen Teilen der Welt ähnliches Wissen vor langer Zeit aufkam, etwa in Ägypten und Brasilien sowie bei den Bantu-Völkern in Afrika und den indigenen Stämmen in Nordamerika (Chang 1976, Walther 1988).

Das chinesische System beschreibt ausführlich zwölf beidseitige Hauptmeridiane, von denen jeder ein bestimmtes Körperorgan durchzieht – etwa die Lungen, Herz, Magen und Leber. Daneben gibt es Sammelmeridiane, die die Vorder- und Rückseite des Körpers entlangziehen und ins Gehirn eintreten. Außerdem gibt es einige Zusatzmeridiane, die sich mit den Hauptmeridianen verbinden. Das gesamte System ist durch einen Energiefluss miteinander verbunden. Diese Energie wird als *Qi* oder *Chi* bezeichnet. Qi scheint elektromagnetische und feinstoffliche Energie zu sein.

Wie die Meridiane entdeckt wurden, bleibt ein Rätsel; Theorien gibt es in Hülle und Fülle: Manche sagen, das System wurde durch Versuch und Irrtum entdeckt, andere behaupten, es wurde ausfindig gemacht, nachdem sich Verletzungen bestimmter Körperstellen positiv auf die Gesundheit ausgewirkt hatten. Ja, es wird sogar die Ansicht geäußert, dass die Menschen, die das Meridiansystem entdeckten, über eine höhere sinnliche Wahrnehmung verfügten und den Energiefluss innerhalb der Meridiane sehen, hören und tasten konnten; aufgrund dessen konnten sie die Meridianverläufe aufzeichnen.

Heute setzen viele Akupunkteure die Nadeln nach bestimmten Schemata oder Rezepten; andere, erfahrenere Akupunkteure hingegen können den Qi-Fluss feststellen, indem sie den Puls am Handgelenk des Patienten tasten.

Unabhängig davon, wie die Entdeckungen gemacht wurden, erschienen die Ausführungen dazu schlussendlich im *Nei Ching* (neueste auf Deutsch erschienene Ausgabe: „Der Gelbe Kaiser", Hg. Maoshing Ni, München 2022, Anm. d. Verlags), der ältesten Schrift über Akupunktur, die Huangdi, dem „Gelben Kaiser" zugeschrieben wird, der China angeblich hundert Jahre lang regierte (von ungefähr 2697 v. Chr. bis 2597 v. Chr.). Die heutige Akupunktur weicht nur wenig von diesem Text ab, ein Hinweis darauf, dass das System im Laufe vieler vorangehender Jahrhunderte weiterentwickelt und verfeinert wurde.

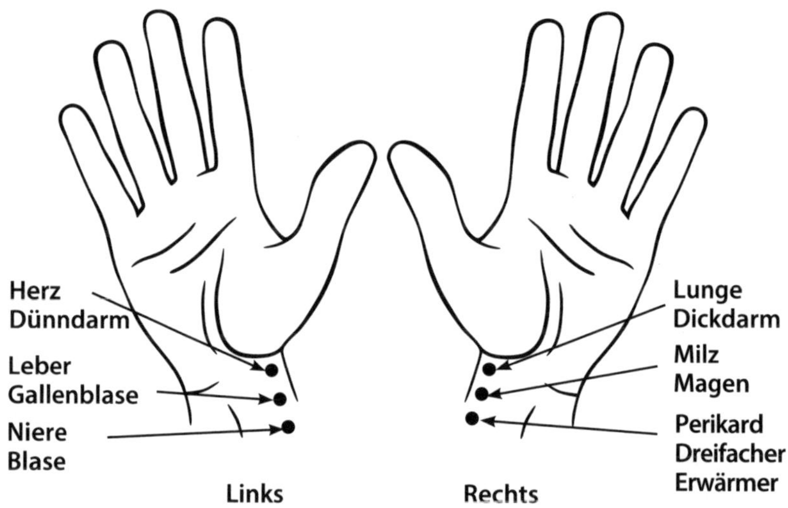

Stimulation der Akupunkturpunkte und Angewandte Kinesiologie

Akupunktur wird zwar meist mit Nadeln durchgeführt, doch lassen sich Akupunkturpunkte auch auf andere Arten stimulieren, darum ist Meridiantherapie die bessere Bezeichnung. Andere Formen der Stimulation sind unter anderem Druck, Reiben, mit der Hand den Meridianverlauf entlangfahren, Schröpfköpfe mit Saugnäpfen, Heilpflanzen, Vitamine, Mineralstoffe, Drüsenextrakte, spezielle Übungen, Beeinflussung bestimmter Muskeln, Abbrennen von Moxa[1] (Moxibustion) und – wie Sie vielleicht bereits geahnt haben – Klopfen!

George Goodheart, der Begründer der Angewandten Kinesiologie, untersuchte, wie gut das Klopfen oder Perkutieren auf bestimmte Akupunkturpunkte körperliche Schmerzen linderte. Um festzustellen, wo geklopft werden sollte, setzte Goodheart das Muskeltesten und die Therapielokalisation ein. Bei dieser Methode berührt der Patient bestimmte Stellen an seinem Körper und gleichzeitig testet der Behandler die relative Stärke eines isolierten Muskels, auch Indikatormuskel genannt.

Wie Roger Callahan später feststellte, wirkt sich das Klopfen auf bestimmte Akupunkturpunkte auch vorteilhaft auf die Behandlung eines breiten Spektrums an psychischen Problemen aus. Erinnern Sie sich an seine Behandlung von Mary, die eine ausgeprägte Wasserphobie hatte. Das ähnelt der Vorgehensweise, mit der ich Barbara erfolgreich behandelt habe. Viele von uns haben die Erfahrung gemacht, dass sich eine ganze Reihe hartnäckiger Probleme behandeln lassen, indem man den Klienten bestimmte Akupunkturpunkte beklopfen lässt, während er sich gleichzeitig auf sein emotionales Problem, auf körperlichen Schmerz oder eine einschränkende Überzeugung einstimmt.

Überflüssig zu erwähnen, dass sich dieser Therapieansatz nicht nahtlos in die gewohnten Denkweisen darüber einpasst, wie eine Veränderung herbeigeführt werden kann. Viele professionelle Behandler sind der Auffassung, der beste Weg, psychische und emotionale Probleme zu behandeln, bestehe darin, die Lebensumstände und die Umgebung zu verändern, die Gedanken zu ändern oder die Neurochemie zu verändern. Es gibt keine offensichtlich überzeugende Basis dafür, zu glauben, dass das Klopfen auf den Körper und dabei an ein Problem zu denken eine drastische Veränderung bewirken kann. Wissenschaftlich ausgedrückt, so scheint es, fehlt es der Klopfakupressur an Augenscheinvalidität – das heißt, sie sieht nicht so aus, als könnte sie möglicherweise fundiert sein. Viele Menschen meinen, Klopfakupressur könnte nur durch Ablenkung oder mittels eines Placeboeffekts funktionieren. Doch

---

1 Moxa wird aus den zermahlenen Blättern der eurasischen Artemisia-Pflanze hergestellt und in Form von Moxa-Stäben oder -Kegeln verwendet. Diese werden angezündet und auf Akupunkturpunkte gesetzt oder genutzt, um Akupunkturnadeln zu erwärmen.

Ablenkung führt häufig nur zu einer kurzfristigen Linderung, und Placebos wirken nur in einem Drittel der Fälle.

Psychische und psychiatrische Probleme lassen sich zwar mit die Lebensumstände betreffenden, kognitiven und chemischen Mitteln behandeln, doch im Allgemeinen führen solche Ansätze nicht zu raschen und tiefgreifenden Veränderungen. Sie wirken mit der Zeit und bringen häufig eine Verbesserung, aber das Problem wird nicht gänzlich aufgelöst. Oft ist eine kontinuierliche Behandlung nötig, und der Patient gilt selten als geheilt. Ich glaube, das liegt zum Teil an der Tatsache, dass diese Ansätze nicht am Energiesystem ansetzen, das die emotionalen Reaktionen steuert. Das heißt, wenn eine negative Emotion auftritt, wird sie durch eine Veränderung im Energiesystem ausgelöst; das ist der erste Dominostein, der den ganzen emotionalen Prozess in Gang setzt. Es ist nicht so, dass die Umstände, Gedanken, Neuronen und die Chemie keine Rolle spielen – sie sind ebenfalls komplex in das Problem verwoben. Auch wenn es ein nützlicher und oftmals notwendiger Aspekt der Behandlung ist, auf diesen Ebenen Anpassungen vorzunehmen, schalten Sie, wenn Sie speziell auf der energetischen Ebene behandeln, im Prinzip den Schalter aus, der die Kaskade in Bewegung setzt; die wiederum führt zu den negativen Emotionen, die das Problem aufrechterhalten.

Der Nachweis von Qi und Meridianen

Wenn wir nachweisen könnten, dass das Energiesystem des Körpers oder Qi existieren, dann fände diese Therapie auf einer energetischen Grundlage stärkere Akzeptanz. Im Bemühen, Qi zu untersuchen, haben einige Forscher Berichten zufolge die Meridiane mithilfe radioaktiver Isotope fotografiert, andere hingegen haben in ähnlicher Weise vergeblich gesucht (de Vernejoul et al. 1984, 1985). Doch ein anderer Forschungsansatz hat sich vielleicht als erfolgreicher erwiesen.

Der orthopädische Chirurg und Forscher Robert O. Becker führte eine Untersuchung durch, die für die Existenz eines primitiven Energiesystems des Körpers spricht, das auch die Wirksamkeit der Akupunktur erklärt. Er lieferte überzeugende Hinweise, dass der *Verletzungsstrom*, der an verletzten Körperstellen auftritt, nicht nur ein Nebenprodukt verletzter Zellen ist, sondern mit einem primitiven System der Energiekontrolle übereinstimmt, das die Regeneration steuert. Wie er feststellte, ist der Gleichstrom an der Verletzungsstelle bei Fröschen, die nicht stark regenerieren, positiv geladen; bei Salamandern hingegen, für die Regeneration von höchster Wichtigkeit ist, ist der Gleichstrom negativ geladen (Becker 1990, Becker & Selden 1985). Ähnliches stellte Louis Langman fest: Als er eine Auswahl von Frauen mit Gebärmutterhalskrebs untersuchte, fand er bei 96 Prozent von ihnen eine negative Gleichstromladung im Gebärmutterhals (die übrigen 4 Prozent hatten eine positive Ladung). Eine Auswahl von Frauen ohne gynäkologische Erkrankungen zeigte das umgekehrte Muster, was darauf hinweist, dass die Polarität anscheinend einen wesentlichen Unterschied ausmacht (Langman 1972).

Becker lieferte auch Forschungsarbeiten, die die spezifische Wirksamkeit von Akupunkturpunkten und die Existenz der Meridiane erhärten. In den frühen 1970er-Jahren unterstützte die Nationale Gesundheitsbehörde der USA nach Präsident Nixons Chinareise die Forschung zur Akupunktur. Und als der Journalist James Reston mit Akupunktur erfolgreich gegen postoperative Schmerzen behandelt worden war, wurden Untersuchungen zur Akupunktur glücklicherweise eine echte Mode. Anfangs meinten zwar viele Forscher, die Akupunktur rufe nur einen Placeboeffekt hervor und das Setzen einer Nadel sei bedeutungslos, doch Becker ging die Fragestellung anders an.

Er nahm an, dass die Meridiane elektrische Leiter sind, die Botschaften zwischen dem Gehirn und der Verletzungsstelle hin- und herleiten und dabei gleichzeitig die Heilung fördern und eine Schmerzbotschaft erzeugen. Seiner Ansicht nach besteht die Aufgabe der Akupunkturpunkte darin, als Stromverstärker zu dienen, ähnlich wie Transformatoren den Strom an Stromleitungen verstärken. Tatsächlich stellte er an den Akupunkturpunkten einen anderen elektrischen Widerstand fest als bei der Haut ringsum sowie Abweichungen auf der Hautoberfläche an den Meridianverläufen, die sich von den Hautbereichen ohne Meridiane unterschieden. Damit deutet seine Arbeit darauf hin, dass es Meridiane wirklich gibt (Becker & Selden 1985, Reichmanis et al. 1975).

Klopftechniken

Da Sie nun ein Bild von der Geschichte der Klopfakupressur und der dahinter stehenden Forschung haben, können Sie anfangen, konkrete Klopftechniken zu lernen. Hier ein grundlegender Überblick, wie Sie ähnliche Ergebnisse erreichen wie die von Mary, Barbara und anderen in diesem Buch vorgestellten Fallbeispielen.

Einstimmen

Nachdem Sie Rapport hergestellt, sich erkundigt und zugehört haben (die ersten drei Schritte des RILITA-Modells), bekommen Sie vielleicht eine Inspiration, wonach Klopfakupressur die Methode ist, um das Problem Ihres Klienten anzugehen. In diesem Fall erklären Sie ihm, Sie werden ein wenig klopfen, weil sich das als hilfreich erwiesen hat. Die Menschen brauchen unterschiedlich viel Informationen über diese Herangehensweise. Manche wollen ausführliche Informationen, andere hingegen brauchen gar nicht viele Erklärungen: „Das ist in Ordnung, Doktor. Ich vertraue Ihnen."

Nachdem Sie die Behandlung vorgestellt und vom Klienten die Einwilligung zum Weitermachen erhalten haben, bitten Sie ihn im nächsten Schritt, sich das zu behandelnde Problem zu vergegenwärtigen oder daran zu denken. Dieser Vorgang wird als *Einstimmung* bezeichnet. Das gilt auch für die Selbstbehandlung. Nehmen wir zum Beispiel an, Sie ärgern sich über eine bestimmte Situation oder haben eine Phobie oder machen sich häufig Sorgen. Egal, worum es sich handelt, der erste Schritt besteht darin, sich das Thema so konkret wie möglich zu vergegenwärtigen und mit den damit verknüpften Gefühlen in Kontakt zu kommen. Das aktiviert den mit dem Problem verbundenen energetischen und neuronalen Schaltkreis; es setzt ihn in Betrieb. Falls Sie etwa eine Spinnenphobie haben, könnten Sie sich im Geist ein Bild von einer Spinne machen und sich darauf konzentrieren, wie Sie sich in der Reaktion darauf fühlen, diese Spinne vor Ihrem inneren Auge zu sehen. Sie brauchen sich jedoch nicht zu tief in emotionalen Schmerz hineinzubegeben. Nehmen Sie einfach eine „Kostprobe" oder ein Quäntchen davon, keine Massenansammlung von Spinnen.

Konkret sein

Es ist wichtig, beim Einstimmen so konkret wie möglich zu sein. Falls Sie beispielsweise den einschränkenden Glaubenssatz haben, Sie seien wertlos oder nicht gut genug, können Sie sich auf die Körperempfindungen einstimmen, die mit dieser Überzeugung einhergehen. Vielleicht verspüren Sie eine gewisse Spannung im Magen zusammen mit einem Gefühl, klein zu sein. Zu diesen Empfindungen zu klopfen, kann diese auflösen, und ebenso die damit einhergehenden Gedanken und Überzeugungen.

Vielleicht ist es notwendig, bestimmte zentrale Ereignisse zu identifizieren, die die Grundlage des einschränkenden Glaubenssatzes des Klienten bilden, was als *Affektbrücke* bekannt ist. Ein Glaubenssatz ist eine aus einer oder mehreren konkreten Erfahrungen entwickelte Verallgemeinerung. Bitten Sie den Klienten, das Gefühl wieder hervorzuholen und sich an das erste Mal oder die ersten Male zu erinnern, als er sich so fühlte. Was ging da vor? Selbst wenn es viele solche Geschehnisse gab, kann er sich vielleicht auf ein besonders charakteristisches Ereignis konzentrieren. Durch Konzentration auf das konkrete Geschehnis oder die konkreten Geschehnisse können Sie den übergeordneten einschränkenden Glaubenssatz neutralisieren und transformieren.

Dazu ein Beispiel: Eine Klientin kam zu mir, weil sie sich aus jeder Beziehung mit einem Mann zurückzog, wenn er „zu nahe" kam. Sie erzählte von einem Mann, für den sie sich zu dem Zeitpunkt interessierte, aber sie stand wegen dieser Furcht vor Intimität kurz davor, sich nicht mehr mit ihm zu treffen. Ich fragte sie, was sie in ihrem Körper spüre; und sie gab an, sich angespannt und unsicher zu fühlen. Ich erklärte ihr, dieses Gefühl gehe wahrscheinlich auf eine frühere Beziehung zurück, vielleicht in ihrer Familie und während ihrer Kindheit. Und ich forderte sie auf, sich ihre erste Erinnerung an dieses Gefühl ins Gedächtnis zu rufen. Nach einem kurzen Moment des Nachdenkens sagte sie, ihr Vater habe sie verbal und körperlich misshandelt.

Ich bat sie, sich an ein konkretes Ereignis zu erinnern, als er sie misshandelte. Daraufhin begann sie zu weinen und beschrieb dabei einen Vorfall, den sie mit fünf Jahren erlebt hatte: Damals schob sie ihren kleinen Bruder in einem Kinderwagen, und der kippte um. Der kleine Bruder weinte, war aber nicht ernstlich verletzt. Ihr Vater schlug und beschimpfte sie und schickte sie in ihr Zimmer. Wir klopften zu diesem Vorfall, bis sie sich besser fühlte. Als sie eine Woche später wiederkam, sagte sie: „Sie haben mir in 45 Minuten geholfen, fast 30 Jahre Mist loszuwerden!" Keines der Ereignisse mit Misshandlung durch ihren Vater quälte sie mehr. „Weil ich glaube, dass sie sich alle ähnlich waren!", rief sie aus. Außerdem ließ sie jetzt mehr Nähe in ihrer Liebesbeziehung zu und fühlte sich innerlich sicherer.

Dieses Prinzip der Verallgemeinerung lässt sich auch für andere Probleme einsetzen, wie Depression oder Angst. Eine Depression könnte auf mehreren Ereignissen basieren, die sie aufrechterhalten. Wenn Sie sich einstimmen und zu jeder dieser konkreten Situationen klopfen, stürzt das Depressionsgebäude in sich zusammen.

Einstufung

Da Sie sich nun auf etwas eingestimmt haben, könnten Sie ebenso gut seine „Temperatur" messen, um eine Art Messwert und Einstufung zu bekommen. Das ist nicht unbedingt notwendig, aber es kann nützen. Das Einstufen liefert Ihnen eine Entscheidungsgrundlage, ob die Klopftechnik hilft oder nicht. Fordern Sie dafür den Klienten auf, das Niveau seines Leidempfindens auf einer Skala von 0 bis 10 einzustufen. Das bezeichnen wir als seinen subjektiven Stresswert, SUD (Subjective Unit of Distress; auch im Deutschen hat sich diese englische Abkürzung für die Einstufung der subjektiv empfundenen Belastung eingebürgert; Anm. d. Ü.). Den Patienten mit der Spinnenphobie würden Sie beispielsweise auffordern, sich diese kleinen Krabbelspinnen detailliert vorzustellen und einzustufen, wie sehr sie ihm zu schaffen machen. Vielleicht sagt der Klient in diesem Fall: „Ich bin bei 10." Diese Zahl ist Ihr Ausgangswert dafür, wie viel Belastung der Klient bei *diesem* speziellen Thema zu *diesem* Zeitpunkt empfindet. Bitten Sie Ihren Klienten, während Sie mit dem Klopfen fortfahren, immer wieder, seine Belastung erneut einzustufen. Wenn die Technik wirkt, wird der SUD-Wert nach unten gehen. Wenn sie nicht wirkt, wird sich die Zahl nicht ändern oder sie steigt vielleicht sogar. Das sind wichtige Informationen.

Manche Personen können vielleicht ohne begleitendes Bild keinen Bezug zur SUD-Skala herstellen. Das gilt besonders für Kinder. Hier eine nützliche Darstellung der Messwerte.

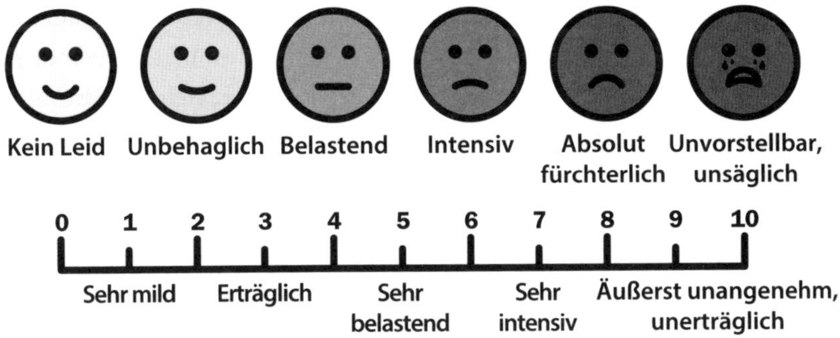

Muskeltesten

Auch mithilfe des Muskeltestens lässt sich die SUD-Einstufung weiter beurteilen. In diesem Buch werden wir nicht detailliert auf das Muskeltesten eingehen, da es sich um ein recht komplexes Verfahren handelt, das erhebliche Erfahrung erfordert, wenn man kompetent darin werden will. Doch auf der Grundstufe testen Sie die Stärke eines Muskels – vielleicht eines Schultermuskels wie dem mittleren Deltamuskel –, indem der Klient seinen Arm seitlich und parallel zum Boden ausstreckt. Dann üben Sie leichten Druck auf den Arm des Klienten über dem Handgelenk aus und fordern ihn auf, Ihrem Druck standzuhalten. Wenn der Muskel jetzt stark testet, bitten Sie den Klienten, sich das konkrete Problem zu vergegenwärtigen, etwa Höhenangst. Nun üben Sie wieder den gleichen Druck auf den Arm aus wie beim ersten Muskeltest.

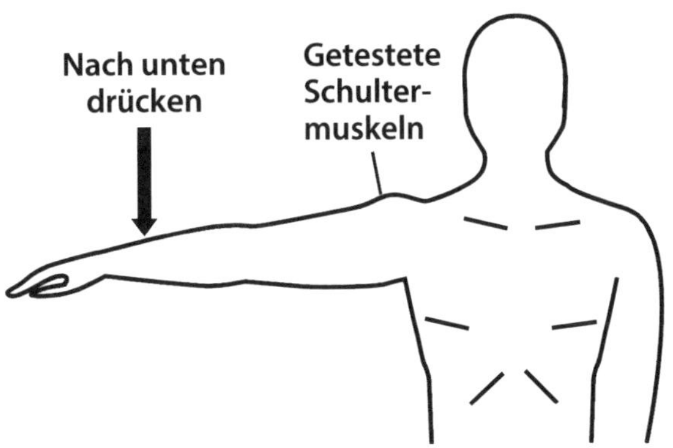

In den meisten Fällen wird ein Unterschied in der Stärke des Muskels festzustellen sein. Im Prinzip testet der Muskel jetzt schwächer. (Tatsächlich ist es allerdings nicht so, dass der Muskel *stark* oder *schwach* ist, vielmehr ist er *ein-* oder *abgeschaltet.*) Nachdem Sie diesen Test durchgeführt haben, wenden Sie die Klopfbehandlung an. Sobald sich der Klient in Bezug auf die Situation besser fühlt – ihn Höhen etwa nicht mehr beunruhigen –, wird der Muskel stark testen (eingeschaltet), wie beim allerersten Testen vor dem Klopfen. Muskeltesten lässt sich auch auf viele andere Arten nutzen. Sie können damit etwa feststellen, wo Sie am besten klopfen, welche Emotionen mit im Spiel sind; Sie können den Zeitrahmen ermitteln, in dem ein Problem begann, oder ob zum Beispiel irgendeine Art von Blockade gegen eine Besserung vorliegt. Falls Sie mehr über das Muskeltesten erfahren wollen, könnten Sie sich überlegen, *Energy Diagnostic and Treatment Methods* (Gallo 2002) zu lesen (auf Deutsch erschienen unter dem Titel „Handbuch der energetischen Psychotherapie“, Kirchzarten 2002; nur noch antiquarisch erhältlich).

Psychische Umkehrung

Nach dem Einstimmen und nachdem der Klient sein SUD-Niveau eingestuft hat, muss häufig eine Form von Blockade behandelt werden, die unterschiedlich bezeichnet wird: psychische Umkehrung, psychoenergetische Umkehrung oder einfach Umkehrung. Umkehrung liegt vor, wenn unser Handeln oder unsere Motivation einem angestrebten Ziel diametral entgegenwirken; als würden wir rückwärts laufen, wenn wir vorwärts laufen wollen. Ein Beispiel: Eine gesunde Entscheidung könnte es sein, mit dem Rauchen aufzuhören, doch eine Person mit Umkehrung wird weiterrauchen trotz ihrer Beteuerung, sie möchte aufhören. Umkehrung betrifft jedoch nicht nur Zwänge und Süchte, sie ist potenziell ein Aspekt jedes psychischen Problems. Falls die Angst, Depression, ein Trauma oder ein beliebiges anderes Anliegen eines Klienten mit einer wirksamen Behandlung wie Klopfakupressur nicht nachlässt, kann bei dem Klienten möglicherweise eine Umkehrung vorliegen.

Diese Umkehrung ist ein anders geartetes Problem, das mit dem konkreten Thema, das behandelt wird, verwoben oder ihm vorgelagert ist. Im Grunde wird keine effektive Behandlung, inklusive Klopfen, wirken, wenn eine Umkehrung vorhanden ist. Darum müssen Sie zuerst die Umkehrung lösen. Falls Sie mit dem Muskeltesten arbeiten, können Sie damit rasch feststellen, ob eine solche vorliegt. Doch das ist nicht immer notwendig. Sie können einfach von einer vorhandenen Umkehrung ausgehen und entsprechend behandeln. Das Behandeln einer nicht existierenden Umkehrung wird keine hervorrufen, darum machen Sie es einfach, nur zu.

Wie korrigieren oder lösen Sie eine Umkehrung? Auf dem einfachsten Niveau lassen Sie den Klienten einfach kontinuierlich seine Handkante klopfen und dabei drei Mal sagen: „Obwohl ich (*das Problem einfügen*), akzeptiere ich mich selbst.“ Hier ein Beispiel: „Obwohl ich Angst vor Hunden habe, akzeptiere ich mich selbst.“ Warum soll diese Aussage drei Mal gesagt werden? So machte es Roger Callahan anfangs, und aus Hochachtung vor ihm machen viele von uns, die bei ihm gelernt haben, auf die gleiche Art und Weise weiter. Wie ich jedoch häufig festgestellt habe, kann es ausreichen, den Klienten die Aussage einmal sagen zu lassen, insbesondere, wenn er dabei äußerst kongruent klingt und wirkt. Trotzdem kann es nützen, sie ihn mehrmals sagen zu lassen, um die Aussage zu verstärken.

Und warum die Handkante klopfen? Die Handkante stimuliert einen bestimmten Meridianpunkt, Meridian (Dü 3), den dritten Punkt auf dem Dünndarm-Meridian. Wie Callahan vor vielen Jahren feststellte, ist dieser Punkt häufig auf komplexe Weise mit einer Umkehrung verbunden. Verschiedene Arten von Umkehrungen lassen sich wirkungsvoll mit anderen Punkten behandeln, doch das Klopfen auf diesem Punkt wird sich meist als ausreichend erweisen, weil es bei vielfältigen Umkehrungen nützt. (In Kapitel 5 gehe ich ausführlich auf die anderen Möglichkeiten ein.)

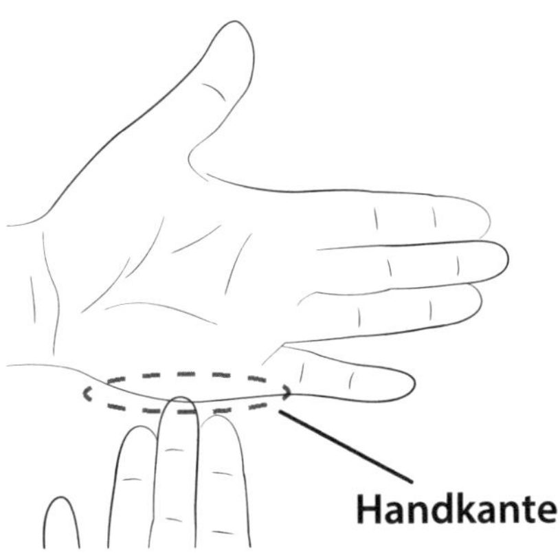

Aussagen zur Korrektur von Umkehrung

Psychische Umkehrungen lassen sich mit vielerlei Aussagen behandeln. Hier einige Beispiele:

Obwohl ich (*das Problem einfügen*),

- akzeptiere ich mich selbst.
- akzeptiere ich mich selbst zutiefst und vollkommen.
- liebe und akzeptiere ich mich selbst zutiefst und vollkommen.
- bin ich in Ordnung.
- bin ich ein guter Mensch.
- bin ich toll.
- akzeptiere ich mich selbst zutiefst und bin offen für ein Wunder.
- akzeptiere ich mich und bin sicher und geschützt.

Ich lade Sie ein, Ihre Kreativität zu nutzen, um andere Aussagen zu formulieren. Im Grunde genommen gibt es hier keine festen Regeln. Doch soweit möglich, sollte die Aussage ein Anerkennen des Problems und eine Form von Selbstakzeptanz beinhalten. Sie können auch eine weitere Aussage in Richtung einer positiven Lösung hinzufügen. Die Grundformel sieht folgendermaßen aus: *Obwohl X, akzeptiere ich mich selbst und entscheide mich für Y.* Zum Beispiel:

Obwohl ich (*das Problem einfügen*),

- bin ich cool und entscheide mich dafür, mich sicher und geschützt zu fühlen.
- akzeptiere ich mich selbst und entscheide mich dafür, mich besser zu fühlen.
- akzeptiere ich mich selbst zutiefst und entscheide mich dafür, dass es sich gelöst hat.
- bin ich in Ordnung und entscheide mich dafür, mich wertvoll zu fühlen.
- akzeptiere ich mich und entscheide mich dafür, mich hoffnungsfroh und positiv zu fühlen.

Meiner Erfahrung nach gibt es eine weitere nützliche Variante zur Korrektur von Umkehrung, die ein Prinzip der Achtsamkeit beinhaltet. Zu sagen, „obwohl ich dieses Problem habe", ist so etwas wie eine Bewertung. Um diese Bewertung zu entfernen, können Sie die Aussage mit der Selbstakzeptanz beginnen. Etwa so:

- Ich akzeptiere mich selbst zutiefst mit dieser Angst und ich akzeptiere diese Angst.
- Ich akzeptiere mich selbst zutiefst und vollkommen mit dem Verlangen nach Kartoffelchips.
- Ich akzeptiere mich selbst zutiefst mit diesen depressiven Gefühlen und entscheide mich dafür, zuversichtlich zu sein.
- Ich akzeptiere mich selbst und diese Angstempfindungen und ich entscheide mich dafür, mich gelassen und geschützt zu fühlen.

Manchen Menschen fällt es jedoch sehr schwer, eine Aussage zur Selbstakzeptanz zu machen, weil sie beharrlich behaupten, sich selbst nicht zu akzeptieren. Einige weinen sogar, wenn sie anfangen, diese Aussage auszusprechen, was sowohl traurig als auch aufschlussreich ist. Das kann Ihnen zwar Informationen zu tieferen Themen liefern, die anzugehen sind, doch es ist keine gute Idee, darauf zu bestehen, dass der Klient eine solche Aussage der Selbstakzeptanz ausspricht. In diesen Fällen können hilfreiche Varianten unter anderem folgende sein:

Obwohl ich (*das Problem einfügen*),

- bin ich offen für ein Wunder.
- entscheide ich mich dafür, mich besser zu fühlen.
- bin ich sicher und geschützt.

Eine weitere Möglichkeit besteht darin, einfach die Handkante zu klopfen, ohne irgendetwas zu sagen, weil sich das oft als ebenso wirksam erwiesen hat.

Klopfpunkte

In den Therapien der Klopfakupressur werden mindestens 19 Klopfpunkte genutzt, von denen jeder mit einem Energiemeridian in Verbindung steht. Hier sind die geläufigen Klopfpunkte mit den zugehörigen Meridianen:

- Scheitelpunkt auf dem Kopf (SCH): Gouverneursgefäß 20
- Hinterkopf (HiK): Gouverneursgefäß 17
- Stirn (St): Gouverneursgefäß 24.5 (Punkt des Dritten Auges)
- Augenbraue (AB): Blase 2
- Seite des Auges (SA): Gallenblase 1
- Jochbein, unter dem Auge (JB): Magen 1
- Unter der Nase (UN): Gouverneursgefäß 27
- Unter der Unterlippe (UL): Zentralgefäß 24
- Schlüsselbeinpunkt (SB): Niere 27
- Unter dem Arm (UA): Milz 21
- Unter der Brust (UB): Leber 14
- Mitte der Brust (MB): Zentralgefäß 20 (Thymusdrüse)
- Kleinfingernagel (KF): Herz 9
- Mittelfingernagel (MF): Perikard 9
- Zeigefingernagel (ZF): Dickdarm 1
- Daumennagel (DN): Lunge 11
- Handkante (HK): Dünndarm 3
- Serienpunkt auf dem Handrücken (SP): Dreifacher Erwärmer 3 (Gamut-Punkt)
- Handgelenkinnenseite (HI): Treffpunkte der Fingermeridiane
- Wunder Punkt (WP): ein neurolymphatischer Reflexpunkt auf der linken Seite des Brustkorbs über der Brust; er wird mit einer kreisförmigen Bewegung gerieben, statt geklopft

Akupunkturpunkte gibt es viel mehr als die hier aufgelisteten. Falls Sie sich dafür interessieren, mehr darüber zu erfahren, empfehle ich Ihnen, sich ein Buch über Akupunktur vorzunehmen. Doch die hier aufgeführten Punkte genügen, um mit dem Klopfen anfangen zu können.

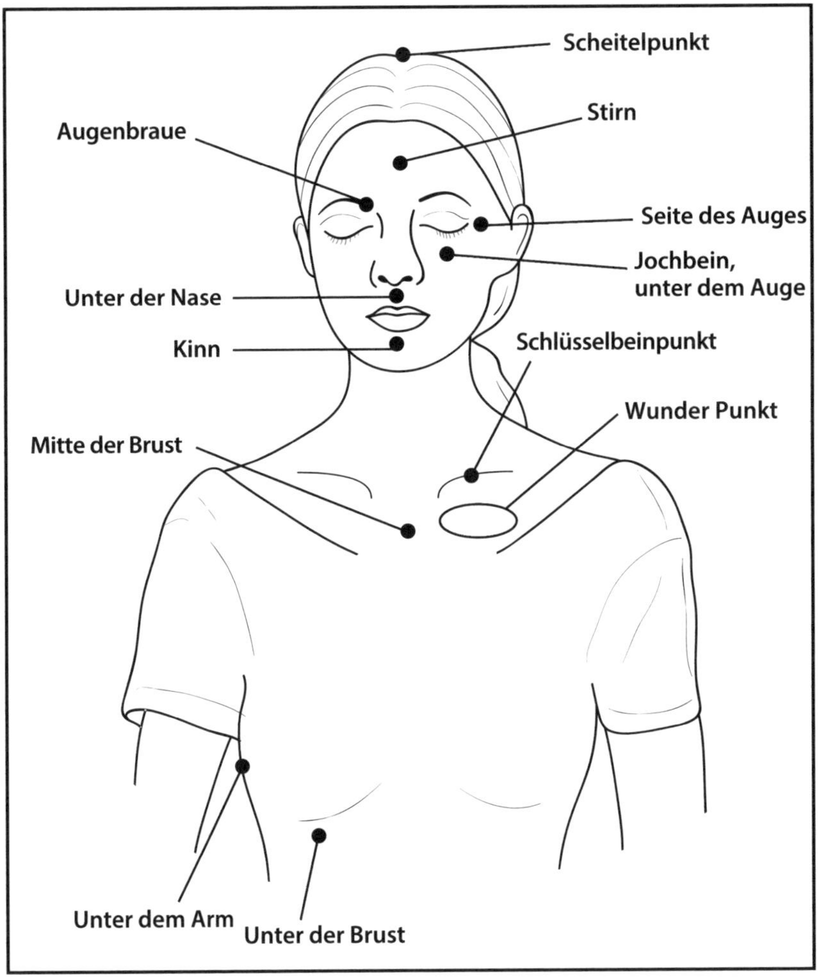
Scheitelpunkt
Stirn
Augenbraue
Seite des Auges
Jochbein,
unter dem Auge
Unter der Nase
Kinn
Schlüsselbeinpunkt
Wunder Punkt
Mitte der Brust
Unter dem Arm
Unter der Brust

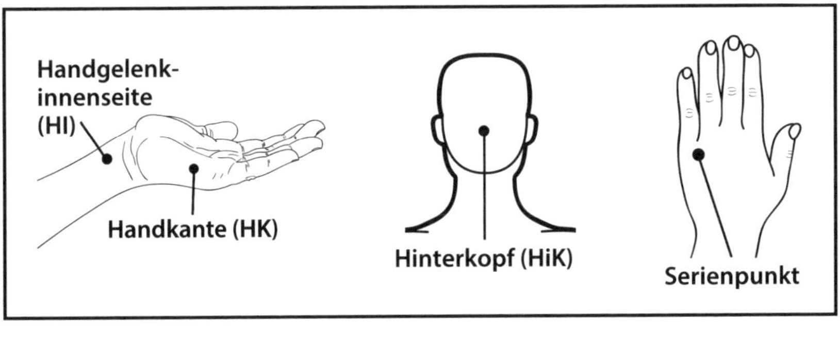
Handgelenk-
innenseite
(HI)
Handkante (HK)
Hinterkopf (HiK)
Serienpunkt

Zusätzliche Behandlungen

In Kombination mit Klopfakupressur werden mehrere zusätzliche Behandlungen eingesetzt. Eine haben Sie bereits kennengelernt – die Korrektur der Umkehrung. Nachstehend die Anleitungen für einige andere häufig genutzte Behandlungen. (Noch weitere Behandlungen werden in Kapitel 5 besprochen im Zusammenhang der Problemlösung.)

Die 9G-Behandlungsserie

Die *9G-Behandlungsserie* (*9G*) ist zwar nicht immer erforderlich, sie ist jedoch eine nützliche Technik, um das SUD-Niveau weiter zu senken; entwickelt wurde sie ursprünglich von Callahan. Sie kann allein oder in Kombination mit Klopfakupressur angewandt werden. Beim Einsatz zusammen mit dem Klopfen gehen Sie so vor: Sie klopfen zuerst die Klopfpunkte. Dann klopfen Sie auf dem Handrücken den *Serienpunkt* (*SP*) (*Gamut-Punkt*) zwischen den Mittelhandknochen des kleinen Fingers und des Ringfingers (das ist der dritte Punkt auf dem Meridian Dreifacher Erwärmer) und dabei machen Sie Folgendes:

- Augen schließen
- Augen öffnen
- nach links unten schauen
- nach rechts unten schauen
- die Augen einen vollständigen Kreis beschreiben lassen
- die Augen einen vollständigen Kreis in die andere Richtung beschreiben lassen
- laut ein paar Töne einer Melodie summen
- laut bis fünf zählen
- wieder laut summen

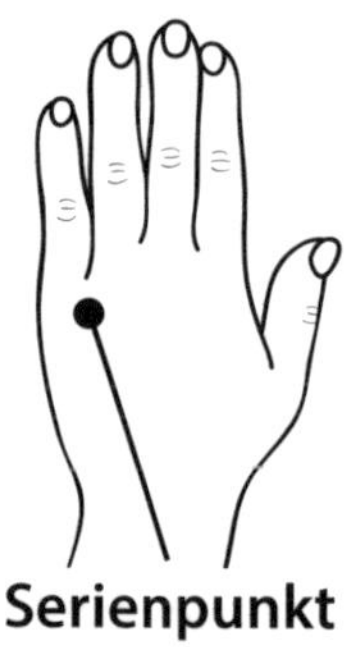

Man nimmt an, dass der Serienpunkt verschiedene Gehirnareale und das Energiesystem aktiviert, zur weiteren Einstimmung auf das Thema und möglicherweise zur Reduzierung des Belastungsniveaus. Nach Abschluss der 9G-Behandlungsserie wird die Klopfsequenz noch einmal wiederholt. Dabei nutzt man Klopfpunkte der *Emotional Freedom Techniques* (auf Deutsch in etwa „Technik der Emotionalen Freiheit“ (EFT), im Deutschen hat sich die Abkürzung des englischen Begriffs eingebürgert; Anm. d. Ü.), einen Algorithmus der *Thought Field Therapy* (TFT) (auf Deutsch „Gedankenfeldtherapie“, auch hier hat sich die englische Abkürzung im Deutschen durchgesetzt; Anm. d. Ü.), die Punkte der Mittellinien-Energie-Technik (MET) (im Englischen *Midline Technique*; diese Technik ist auch unter der Abkürzung NAEM bekannt, *Negative Affect Erasing Method*; Methode zur Auflösung von negativen Zuständen; Anm. d. Ü.) oder irgendeine andere wirksame Sequenz. Diese werden im nächsten Kapitel besprochen.

Augenlinie von unten nach oben (AL)

Eine weitere Technik zur Stressreduzierung ist das Augenrollen von unten, vom Boden, nach oben zur Decke in einer Linie, das auch einfach Augenlinie (AL) genannt wird. Dafür schauen Sie, ohne Ihren Kopf zu bewegen, auf den Fußboden und lassen Ihre Augen dann langsam nach oben zur Zimmerdecke wandern, wobei Sie den Serienpunkt klopfen. Die Augenlinie kann als allgemeine Stressabbautechnik eingesetzt werden. Ebenso lässt sie sich als Abschluss einer Behandlung nutzen, nachdem der SUD-Wert bereits auf 0 bis 2 gesunken ist. Eine oder zwei Runden Augenlinie erfüllen in der Regel den Zweck.

Erweiterte Augenlinie (EAL)

Eine nützliche Variante der Augenlinie ist die Erweiterte Augenlinie (EAL). Dafür klopfen Sie einfach den Serienpunkt und machen einen tiefen Atemzug, sobald Ihre Augen nach oben an die Decke schauen; dann lenken Sie Ihren Blick weiter an Ihre Stirn und schließen die Augen, während Sie ausatmen und entspannen. An dieser Stelle hören Sie auf, zu klopfen, und überprüfen den SUD-Wert noch einmal. Auch hier senken eine oder zwei Runden der Erweiterten Augenlinie gewöhnlich das SUD-Niveau oder stabilisieren die Ergebnisse. Der Unterschied bei der EAL besteht darin, dass sie die Entspannung verstärkt und wahrscheinlich die Alpha- oder Theta-Gehirnwellen erhöht, weil die Augen noch weiter nach oben schauen und gleichzeitig ein tiefer Atemzug stattfindet.

Wörter, zu denen geklopft werden kann

Bei einer klassischen Behandlung mit Klopfakupressur unterstützen Sie den Klienten, sich auf ein Thema einzustimmen, Sie ermitteln sein SUD-Niveau und wenden eine Klopfsequenz an. Dann überprüfen Sie den SUD-Wert erneut und fahren bei Bedarf mit zusätzlichen Techniken fort. Manche Behandler unterstützen die Klienten gern mit Wörtern dabei, auf das jeweilige Thema konzentriert zu bleiben. In der EFT werden diese Wörter als *Erinnerungssatz* bezeichnet. Nach einem initialen Set-up-Satz oder einer Umkehrungskorrektur werden die mit dem jeweiligen Thema zusammenhängenden Begriffe an jedem Klopfpunkt wiederholt. Hat beispielsweise jemand Angst vor Insekten, dann könnte er die Wendung „empfindlich gegenüber Insekten“ wiederholen, während er jeden der angegebenen Punkte klopft. Er kann auch Abwandlungen dieser Wendung wiederholen wie „wirklich genervt von Insekten“, „kann diese Insekten nicht ausstehen“, „unwohl bei Insekten“ und so weiter. Allerdings müssen während des Klopfens nicht immer Wörter verwendet werden.

4-8-Atmung

An das Ende einer Klopfsequenz hänge ich oft gern die 4-8-Atemübung an. Dabei atmen Sie tief durch die Nase ein, während Sie bis 4 zählen; dann atmen Sie durch den Mund aus und zählen dabei bis 8. Falls Sie nicht so zwischen Nase und Mund abwechseln können, hilft es auch, wenn Sie sich einfach an dieses Verhältnis beim Ein- und Ausatmen halten.

Sie können auch während des Einatmens bis 4 und beim Ausatmen bis 10 oder noch weiter zählen. Die Ausatmung ist ein wichtiger Bestandteil der Technik, denn sie versetzt das autonome Nervensystem von einem Zustand der sympathischen Erregung (Aktivierung der Kampf-oder-Flucht-Reaktion) in einen Zustand parasympathischer Entspannung. Probieren Sie doch mal aus, wie weit Sie ausatmen können.

Die 4-8-Atemtechnik verbessert erwiesenermaßen die Herzratenvariabilität, was Stress, Angst, Entzündungen und Schmerzen lindert (Song & Lehrer 2003). Darum halte ich sie für eine nützliche Ergänzung zu jeder

Klopfroutine. Zudem ist sie eine hilfreiche eigenständige Atemtechnik zum allgemeinen Stressabbau.

4-7-8-Atmung

Die 4-7-8-Atemtechnik basiert auf der yogischen Pranayama-Technik. Dabei legen Sie die Zunge an den Gaumen, atmen durch die Nase ein und zählen währenddessen bis 4. Dann halten Sie den Atem an und zählen dabei bis 7; danach atmen Sie durch den Mund aus, während Sie bis 8 zählen. Ich empfehle Ihnen für weiteren Stressabbau, beim Anhalten des Atems nicht Ihren Hals (die Stimmritze) zu verengen oder zu verschließen. Lassen Sie die Luft einfach ruhig in den Lungen ruhen. Bei dieser Variante können Sie ebenfalls damit spielen, die Dauer der Ausatmung zu verlängern.

Den Fokus verlagern

Nach dem Abschluss einer Klopfroutine und der 4-8-Atmung ist es eine weitere sinnvolle Ergänzung, sich umzusehen und dann den Fokus auf etwas in der Umgebung zu richten. Insofern verlagern Sie Ihren Fokus nach außen und weg von der inneren Erfahrung, also von dort, wo der Stress ausgelöst wurde. Nach meiner Erfahrung hilft diese Unterbrechung, jegliche bisher erreichte Verbesserung zu „versiegeln". Als Nächstes denken Sie wieder an das Thema. Ich nehme an, dass sich das ursprüngliche „Problem" verändert hat, da es kurz im Gedächtnis gespeichert wurde – wenn Sie die Erinnerung wieder hervorholen, wird die geänderte Erinnerung hervorgeholt, nicht die ursprüngliche. Das könnte ähnlich dem Prozess der Gedächtnisrekonsolidierung sein (ein psychotherapeutischer Vorgang, bei dem alte Erinnerungen umgeschrieben werden; Anm. d. Verlags; Ecker 2015).

Die Ergebnisse hinterfragen

Wenn der SUD-Wert nach dem Klopfen und nach möglichen zusätzlichen Behandlungen auf 0 ist, ist es an der Zeit, die Ergebnisse wirklich zu testen und an die Grenzen zu gehen. Die Absicht dahinter ist, sicherzustellen, dass

Sie startklar sind. Als einfache Möglichkeit dafür schauen Sie, ob Sie die problematische Belastung wieder zurückholen können. In der Arbeit mit einem Klienten könnten Sie etwa sagen: „Schauen Sie, ob Sie den Stress wirklich wieder zurückholen können, wenn Sie erneut an dieses Thema denken." Mitunter kann es nützen, den Klienten laut über das Thema reden zu lassen, denn das Sprechen fügt eine weitere Dimension hinzu, mit der sich das belastende Gefühl möglicherweise aktivieren lässt. Falls der Klient ein gewisses Maß der Belastung wieder zurückholen kann, wissen Sie, dass Sie noch nicht fertig sind und dass die Behandlung weitergehen muss. Deshalb setzen Sie das Verfahren fort. Falls der Klient die Belastung aber nicht mehr zurückholen kann, ist das ein gutes Anzeichen, dass Sie zur nächsten Phase übergehen können, bei der ein positives Ziel in Angriff genommen wird.

Entscheidend ist, sich auf das Negative einzustimmen und es zu neutralisieren, bevor Sie sich daranmachen, ein positives Ziel einzuführen, denn sonst kommt es zu einem ständigen Konflikt zwischen dem Negativen und dem Positiven. Solange das Negative weiterköchelt, ist viel Arbeit notwendig, zum Positiven zu kommen. Darum klopfen Sie am besten zuerst das Negative hinaus, bevor Sie das Positive hineinklopfen.

Verfahren zur Ergebnisprojektion (VEP) (*Outcome Projection Procedure*)

Sobald Sie die Ergebnisse erfolgreich hinterfragt haben und der SUD-Wert bei 0 blieb, können Sie mit einer Methode ein positives Ergebnis hinzufügen, die ich „Verfahren zur Ergebnisprojektion (VEP)" nenne. Im neurolinguistischen Programmieren (NLP) wird sie als *Future Pacing*, Schritte in die Zukunft, bezeichnet; der Unterschied besteht jedoch darin, dass hier die Klopfakupressur miteinbezogen wird.

Angenommen, Sie haben beispielsweise Angst vor Hunden. Schon der Gedanke an Hunde löst ein belastendes Gefühl aus, ganz zu schweigen davon, im realen Leben einem Hund zu begegnen. Doch vielleicht haben Sie das Thema „weggeklopft". Sie dachten an Hunde und hatten Angst. Ihr SUD-Wert schoss durch die Decke. Dann haben Sie zu dieser Furcht geklopft und, siehe da, die Furcht ist verschwunden. Jetzt fühlen Sie sich besser, aber wie sieht es später aus? Was, wenn Sie tatsächlich einen Hund sehen? Was ist, wenn ein Hund neben Ihnen sitzt, mit offenem Maul, aus dem ihm der Speichel hängt? Oder damit, einen Hund zu streicheln? Oder mit einem Hund spazieren zu gehen? Hier kommt das VEP ins Spiel. Und das können Sie auf viele Arten einsetzen.

Eine der einfachsten besteht darin, einzuschätzen, wie sehr Sie glauben, dass Sie sich bei der Begegnung mit einem Hund gut fühlen. Wir könnten das als Ihre *subjektiven Überzeugungseinheiten* (im Englischen *Subjective Units of Belief*, kurz SUB) bezeichnen. Dabei bedeutet 0, dass Sie überhaupt nicht davon überzeugt sind, dass Sie sich gut fühlen werden, und 10 bedeutet, dass Sie absolut davon überzeugt sind. In unserem Beispiel stufen Sie Ihre SUB vielleicht bei 3 ein. Das ist ein recht niedriger Wert an Zuversicht, weshalb es ratsam ist, eine höhere SUB zu erreichen, um Ihre Chancen zu verbessern, Hunden gegenüber gelassen und sicher zu sein. An diesem Punkt brauchen Sie sich nur vorzustellen, dass Sie sich in der Gegenwart eines Hundes wohlfühlen, und die Klopfroutine zu wiederholen. Dabei kontrollieren Sie immer wieder einmal, wie Sie sich dabei fühlen, in der Gegenwart eines Hundes zu sein. Sobald Ihre SUB bei 8 oder höher liegen, sind Sie meiner Erfahrung nach in guter Form.

Bei bestimmten Klopftechniken wie EFT werden während der Klopfroutine zusätzlich bevorzugte Erinnerungssätze verwendet. Beim Klopfen der Handkante während des Set-ups könnten Sie beispielsweise sagen: „Obwohl ich nicht besonders überzeugt davon bin, dass ich mich im Beisein von Hunden sicher und behaglich fühle, akzeptiere ich mich selbst.“ Dann gehen Sie dazu über, verschiedene andere Stellen zu klopfen, und dabei die Erinnerungsaussage zu wiederholen „sicher und behaglich im Beisein von Hunden“.

Eine andere Möglichkeit zum Erhöhen der SUB besteht einfach darin, den Serienpunkt auf einem Handrücken zu klopfen und sich dabei vorzustellen, in der Nähe eines Hundes zu sein. Als Erstes stellen Sie sich beim Klopfen sich selbst „dort drüben“ mit dem Hund vor. Das ist eine *dissoziierte* Position – Sie betrachten sich selbst von außen. Überprüfen Sie weiterhin Ihr SUB-Niveau, bis es zwischen 8 und 10 liegt. Als Nächstes *assoziieren* Sie sich mit dem Bild, indem Sie sich vorstellen, „da zu sein“ mit dem Hund, und klopfen dabei weiter den Serienpunkt. Jetzt sehen Sie den Hund aus der Perspektive

Ihres eigenen Körpers. Vielleicht sehen Sie Ihre Hände oder andere Körperteile, aber Sie sehen sich nicht ganz selbst. Falls beim VEP Belastungen entstehen, ist es notwendig, zur neutralisierenden Behandlungsphase zurückzugehen und zum VEP zurückzukommen, sobald sich die belastenden Gefühle aufgelöst haben. Der Zweck des VEP besteht darin, die positive Überzeugung einzuführen, nicht darin, Stress zu neutralisieren.

Nachbesprechung

Am Ende einer Klopfakupressursitzung ist es sinnvoll, mit dem Klienten eine Nachbesprechung durchzuführen. Im Kern sprechen Sie dabei noch einmal durch, was stattgefunden hat, und vermitteln dem Klienten die angewandte Klopfroutine. Vielleicht geben Sie ihm ein Informationsblatt, auf dem die Schritte des Verfahrens zusammengefasst sind, damit er es bei Bedarf zwischen den Sitzungen selbst wiederholen kann. Ich habe jedoch festgestellt, dass die meisten Klienten zunächst die Unterstützung eines Therapeuten oder Coachs brauchen und dies auch mit einem Informationsblatt nicht sehr gut allein durchführen können. Übung macht den Meister, daher sollten Sie dem Klienten empfehlen, sich nicht entmutigen zu lassen, falls er allein keine angemessenen Ergebnisse erzielt, denn hinter der Methode steckt mehr, als man auf den ersten Blick sieht. Erklären Sie ihm, dass Teamarbeit ein wesentlicher Bestandteil ist, zumindest anfangs, wenn er die Klopftechniken lernt. Hier kommen Fehlersuche, Verständnis und Kompetenz ins Spiel.

Wenn die Arbeit nicht abgeschlossen ist

In nur einer einzigen Klopfakupressursitzung erzielen Sie vielleicht keine vollständigen Ergebnisse. In solchen Fällen hilft es, dem Klienten mitzuteilen, dass man die Technik mitunter mehrmals wiederholen muss. Sie könnten dies sogar zu Beginn der Behandlung als Vorankündigung anführen, als ein Mittel, um den Leistungsdruck zu verringern. Das können Sie auch, während Sie die Klopftechnik an sich durchführen. Bitten Sie den Klienten, die Handkante zu klopfen und dabei eine Aussage zur Korrektur einer Umkehrung zu machen, etwa: „Obwohl wir an diesem Thema noch mehr arbeiten müssen, machen wir das nächste Mal weiter, und ich akzeptiere mich selbst." In den meisten Fällen genügt es jedoch, mit dem Klienten darüber zu reden, dass die Behandlung nicht abgeschlossen ist und dass Sie das nächste Mal auf diese Art weitermachen werden.

Das große Ganze

Da Sie nun verschiedene Klopftechniken und damit verbundene Behandlungen in Ihrer therapeutischen Toolbox haben, ist es an der Zeit, alles zusammenzufügen. Im nächsten Kapitel besprechen wir drei Klopfakupressurmodelle, mit denen sich eine große Bandbreite an Problemen wirksam behandeln lässt: Gedankenfeld-Therapie (*Thought Field Therapy*, kurz TFT), *Emotional Freedom Techniques* (EFT) und die Mittellinien-Energie-Technik (MET).

KAPITEL 4

Alles zusammenfügen

Wissen entsteht, indem man die Dinge auseinandernimmt: Analyse. Doch Weisheit entsteht, indem man die Dinge zusammensetzt.
JOHN ALEXANDER MORRISON

Gedankenfeldtherapie

Die älteste der Klopfakupressurtherapien ist die von Roger Callahan entwickelte Gedankenfeldtherapie, kurz TFT (Callahan 1985). TFT ist ein umfassender Ansatz, der vielfältige Behandlungsformen beinhaltet, etwa Formeln oder Algorithmen für ein breites Spektrum an Beschwerden wie Phobien, PTBS, Panikattacken, Depressionen, Zwangsstörungen und körperliche Schmerzen. TFT enthält auch Diagnoseansätze für eine individuelle Behandlung. Nachstehend finden Sie die Schritte einer umfassenden TFT-Formel.

Protokoll: TFT

1. Denken Sie an das Problem, kommen Sie in Kontakt mit dem damit verbundenen Gefühl und stufen Sie Ihr SUD-Niveau ein.
2. Behandeln Sie auf psychische Umkehrung. Klopfen Sie auf die Handkante (HK) oder reiben Sie den Wunden Punkt (WP) und sagen Sie dabei drei Mal: „Obwohl ich (*das Problem einfügen*), akzeptiere ich mich selbst."
3. Klopfen Sie als Nächstes fünf bis sieben Mal jeden der folgenden Behandlungspunkte:

- Augenbraue (AB)
- Jochbein, unter dem Auge (JB)
- Unter dem Arm (UA)
- Schlüsselbeinpunkt (SB)
- Kleinfingernagel (KF)
- Zeigefingernagel (ZF)
- Schlüsselbeinpunkt (SB)

4. Wenn Ihr SUD-Wert um mindestens zwei Punkte sinkt, führen Sie die 9G-Behandlungsserie durch, indem Sie wiederholt auf den Handrücken (SP) klopfen und dabei Folgendes machen: Augen schließen, Augen öffnen, nach links unten schauen, nach rechts unten schauen, die Augen im Uhrzeigersinn kreisen lassen, die Augen gegen den Uhrzeigersinn kreisen lassen, eine Melodie summen, bis fünf zählen und dann wieder summen.
5. Überprüfen Sie die SUD-Einstufung und wiederholen Sie die Sequenz beginnend mit Schritt 3. Sie sollten die Sequenz auch wiederholen, falls der SUD-Wert nach der 9G-Behandlungsserie nicht gesunken ist; prüfen Sie die SUD danach erneut.
6. Falls die SUD an irgendeinem Punkt nicht weiter zurückgeht, wiederholen Sie die in Schritt 2 angegebene Korrektur für psychische Umkehrung mit folgender Abwandlung: „Obwohl ich *ein Stück weit immer noch* (*das Problem einfügen*) habe, akzeptiere ich mich selbst." In Kapitel 5 finden Sie weitere Formen psychischer Umkehrungen, die Sie in Betracht ziehen können.
7. Wechseln Sie weiter zwischen der Abfolge der Klopfpunkte und der 9G-Behandlungsserie hin und her, bis der SUD-Wert zwischen 0 und 2 liegt. Beachten Sie, dass während der Behandlung weitere Aspekte des Problems auftauchen können und auch entsprechend behandelt werden sollten.
8. Führen Sie die Augenlinie von unten nach oben (AL) oder die Erweiterte Augenlinie (EAL) durch, bis die SUD-Einstufung bei 1 oder 0 ist (vorzugsweise bei 0).

9. Hinterfragen Sie die Ergebnisse, indem Sie versuchen, das Belastungsniveau wieder herzuholen. Falls der SUD-Wert nicht steigt, sind Sie für den Moment fertig. Falls er steigt und Sie ein gewisses Belastungsniveau zurückholen können, setzen Sie die Behandlung fort.
10. Nachbesprechung: Falls Sie mit einem Klienten arbeiten, stellen Sie sicher, dass Sie ihm vermitteln, wie er sich bei Bedarf selbst behandeln kann.

Emotional Freedom Techniques

Emotional Freedom Techniques (EFT) ist eine umfassende Klopfsequenz oder ein Algorithmus, den Gary Craig, ein Schüler Roger Callahans, in den 1990ern entwickelt hat. Craig beschäftigte sich mit den verschiedenen Algorithmen und Diagnoseansätzen und stellte dabei fest, dass er in der Regel Ergebnisse erzielen konnte, wenn er eine einheitliche, allgemeingültige Behandlung anwendete. Angemerkt werden sollte jedoch, dass EFT neben dem Klopfen viele andere Elemente enthält und auch viele Aspekte von Callahans Methode weglässt, etwa die 9G-Behandlungsserie und die Augenlinie.

Außerdem wird in der EFT die psychische Umkehrung nicht gesondert behandelt. Im Wesentlichen wird sie nur als ein weiterer Aspekt des Problems betrachtet. Jedoch wird die Anfangsphase der Behandlung (das heißt, das Klopfen der Handkante oder das Reiben des Wunden Punktes) in Verbindung mit der Akzeptanzaussage noch durchgeführt. Diese wird in der EFT als *Set-up-Statement* bezeichnet, das zwei Teile beibehält, die wesentlicher Bestandteil des von Callahan entwickelten Ansatzes sind: Anerkennung des konkreten Problems und Selbstakzeptanz trotz des Problems. Folgendes ist das Basisprotokoll:

Protokoll: EFT

1. Denken Sie an das Problem, kommen Sie in Kontakt mit dem damit verbundenen Gefühl und stufen Sie Ihr SUD-Niveau ein.
2. Klopfen Sie die Handkante (HK) oder reiben Sie den Wunden Punkt (WP) und wiederholen Sie dabei drei Mal das Set-up-Statement, wie beispielsweise: „Obwohl ich (*das Problem einfügen*), akzeptiere ich mich selbst."
3. Klopfen Sie als Nächstes jeden der folgenden Behandlungspunkte fünf bis sieben Mal und benutzen Sie dazu eine Erinnerungsaussage wie „dieses Problem":
   - Augenbraue (AB)
   - Seite des Auges (SA)
   - Jochbein, unter dem Auge (JB)
   - Unter der Nase (UN)
   - Unter der Unterlippe (UL)
   - Schlüsselbeinpunkt (SB)
   - Unter dem Arm (UA)
   - Handgelenkinnenseite (HI)
   - Scheitelpunkt (SCH)
4. Fahren Sie mit dieser Sequenz der Klopfpunkte fort, wobei Sie jedes Mal den SUD-Wert überprüfen und alle damit zusammenhängenden Themen, die nach einer Klopfsequenz auftauchen können. Ein Trauma kann beispielsweise sehr vielschichtig sein; oder es können verschiedene Gedanken und Emotionen mit hineinspielen, die mit einem anderen Problem, das behandelt wird, zu tun haben. Dabei stellen jeder Gedanke und jede Emotion einen weiteren Aspekt dar, zu dem zu klopfen ist. In solchen Situationen können Set-up-Aussagen und Erinnerungssätze entsprechend abgeändert werden.
5. Hinterfragen Sie die Ergebnisse, indem Sie versuchen, das Belastungsniveau wieder herzuholen. Falls der SUD-Wert nicht steigt, sind Sie für den Moment fertig. Falls er steigt und Sie ein gewisses

Belastungsniveau zurückholen können, setzen Sie die Behandlung fort.

6. Nachbesprechung: Falls Sie mit einem Klienten arbeiten, stellen Sie sicher, dass Sie ihm vermitteln, wie er sich bei Bedarf selbst behandeln kann.

Mittellinien-Energie-Technik

Nachdem ich in den 1990ern Schüler Roger Callahans war und eng mit ihm zusammengearbeitet hatte, entwickelte ich einen Diagnoseansatz mit mehr Behandlungspunkten und anderen Elementen sowie die Mittellinien-Energie-Technik (MET). Diese Technik wird auch als NAEM bezeichnet (*Negative Affect Erasing Method*; im Deutschen etwa „Methode zur Auslöschung negativer Affekte"; Anm. d. Ü.). Dabei handelt es sich um eine allgemeingültige, einheitliche Klopfsequenz mit eindeutigen Punkten und anderen Elementen. Hier das Grundprotokoll der MET:

Protokoll: MET

1. Denken Sie an das Problem, kommen Sie in Kontakt mit dem damit verbundenen Gefühl und stufen Sie Ihr SUD-Niveau ein. Sie können auch mögliche mit dem Problem zusammenhängende Körperempfindungen beobachten und diese Empfindungen in ihren unterschiedlichen Formen, wie ihrer Lokalisation, ihrer Gestalt und Farbe beschreiben.
2. Behandeln Sie auf psychische Umkehrung. Klopfen Sie die Handkante (HK) oder reiben Sie den Wunden Punkt (WP) und sagen Sie dabei drei Mal: „Obwohl ich (*das Problem einfügen*), akzeptiere ich mich selbst und entscheide mich dafür, frei zu sein." Sie können auch andere auf eine positive Lösung ausgerichtete Aussagen aussuchen, etwa: „… und ich entscheide mich dafür, frei davon zu sein", oder: „… und ich bin offen für ein Wunder".

3. Klopfen Sie als Nächstes jeden der folgenden Behandlungspunkte fünf bis sieben Mal, und optional machen Sie bei jedem einzelnen Punkt eine Aussage zu dem konkreten Thema:
   - Hinterkopf (HiK)
   - Scheitelpunkt (SCH)
   - Stirn (St)
   - Unter der Nase (UN)
   - Unter der Unterlippe (UL)
   - Mitte der Brust (MB)
4. Führen Sie an dieser Stelle die 4-8- oder die 4-7-8-Atmung durch, während Sie weiterhin die Mitte der Brust klopfen.
5. Schauen Sie sich als Nächstes um und fokussieren Sie sich auf einen beliebigen Gegenstand im Außen; denken Sie dann wieder an das Problem.
6. Wenn Ihr SUD-Wert um mindestens Punkte gesunken ist, wiederholen Sie die Sequenz beginnend mit Schritt 3 oder führen Sie die 9G-Behandlungsserie durch, indem Sie wiederholt auf den Handrücken (SP) klopfen und dabei Folgendes machen: Augen schließen, Augen öffnen, nach links unten schauen, nach rechts unten schauen, die Augen im Uhrzeigersinn kreisen lassen, die Augen gegen den Uhrzeigersinn kreisen lassen, eine Melodie summen, bis fünf zählen und dann wieder summen.
7. Überprüfen Sie den SUD-Wert und wiederholen Sie die Sequenz beginnend mit Schritt 3. Sie sollten die Sequenz auch dann wiederholen, wenn die SUD-Einstufung nach der 9G-Behandlungsserie nicht zurückgegangen ist. Stufen Sie danach die SUD noch einmal ein.
8. Falls die SUD an irgendeinem Punkt nicht weiter zurückgeht, wiederholen Sie die in Schritt 2 angegebene Korrektur für psychische Umkehrung mit folgender Abwandlung: „Obwohl ich *ein Stück weit immer noch* (*das Problem einfügen*) habe, akzeptiere ich mich selbst und entscheide mich dafür, frei zu sein."

9. Wechseln Sie weiter zwischen der Abfolge der Klopfpunkte und der 9G-Behandlungsserie hin und her, bis die SUD-Einstufung bei 1 oder 0 liegt. Wenn andere Aspekte des Problems auftauchen, behandeln Sie diese entsprechend, indem Sie mit ihnen den gleichen Prozess durchlaufen.
10. Falls das Klopfen dieser Punkte den SUD-Wert nicht auf 0 oder 1 senkt, führen Sie die Augenlinie von unten nach oben (AL) oder die Erweiterte Augenlinie (EAL) durch, um den SUD-Wert weiter zu senken. Sie können die Augenlinie oder die Erweiterte Augenlinie vorsichtshalber auch dann durchführen, wenn der SUD-Wert bereits auf 0 zurückgegangen ist.
11. Hinterfragen Sie die Ergebnisse, indem Sie versuchen, das Belastungsniveau wieder herzuholen. Falls der SUD-Wert nicht steigt, sind Sie für den Moment fertig. Falls er steigt und Sie ein gewisses Belastungsniveau zurückholen können, setzen Sie die Behandlung fort.
12. Führen Sie das Verfahren zur Ergebnisprojektion durch, indem Sie sich Ihr gewünschtes Ergebnis vorstellen und dabei die MET-Punkte oder den Handrücken (SP) klopfen. (In Kapitel 3 finden Sie das genaue Vorgehen.)
13. Nachbesprechung: Falls Sie mit einem Klienten arbeiten, stellen Sie sicher, dass Sie ihm vermitteln, wie er sich bei Bedarf selbst behandeln kann.

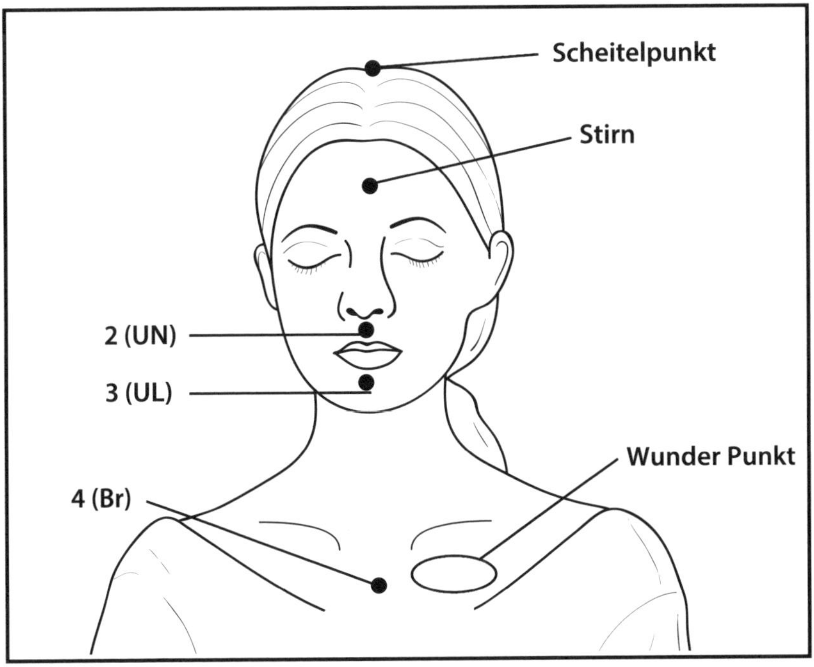
Scheitelpunkt
Stirn
2 (UN)
3 (UL)
Wunder Punkt
4 (Br)

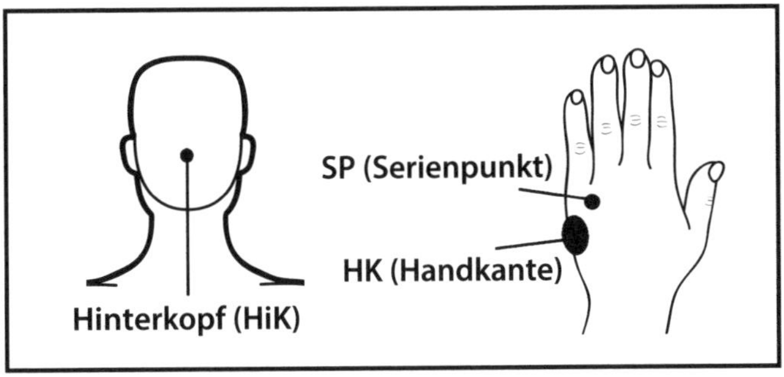
SP (Serienpunkt)
HK (Handkante)
Hinterkopf (HiK)

Ein zusammengefasster Bericht

Um ein Beispiel dafür zu geben, wie Klopfakupressur funktioniert, finden Sie nachstehend eine Fallvignette eines Klienten namens „Joe“, der hier stellvertretend den Klienten in einer Zusammenstellung verschiedener Sitzungen mit unterschiedlichen Menschen darstellt. Obwohl diese Vignette die Bestandteile der MET veranschaulicht, hätten auch die TFT- und EFT-Protokolle angewandt werden können, falls MET die Dinge nicht vorangebracht hätte. Mitunter nützt es, den Prozess zu variieren.

Joe ist 27 Jahre alt und lebt allein. Seine Eltern wohnen in der Nähe, er ist Einzelkind. Seine Eltern ließen sich scheiden, als er zwölf Jahre alt war. Danach lebte er bei seinem Vater und seine Mutter kam zu Besuchszeiten. Beide Eltern heirateten jeweils wieder. Joe erwähnte, dass seine Mutter in der Vergangenheit gegen Angst behandelt worden war, doch seines Wissens gab es in der Familie keine weitere psychiatrische Anamnese. Auch er war nie vorher in psychiatrischer Behandlung oder bei einer Beratung gewesen. Er hat eine gute Schulbildung und arbeitet in einem örtlichen Baumarkt. Wie bei allen Klienten beginne ich die Sitzung damit, dass ich Joe über seine Anliegen und Sorgen reden lasse, woraufhin, wenn nötig, Klopfakupressur folgt.

Therapeut: Schön, Sie kennenzulernen, Joe. Hatten Sie Schwierigkeiten, hierher zu finden?

Joe: Schön, Sie kennenzulernen, Doktor. Nein, ich habe die Praxis leicht gefunden.

Therapeut: Gut. Wie ich weiß, sind manche Menschen verwirrt wegen der vielen Praxen in diesem Gebäude. Ich habe das Aufnahmeformular gelesen, das Sie ausgefüllt haben, und sehe, dass Sie noch nie vorher einen Therapeuten zu Rate gezogen haben.

Joe: Stimmt. Das ist wirklich neu für mich, und ich muss zugeben, dass ich ein wenig nervös bin.

Therapeut: Das kann ich verstehen, und ich tue mein Bestes, um sicherzustellen, dass das eine angenehme und vielleicht sogar erfreuliche Erfahrung ist. Wäre das für Sie in Ordnung? (*In scherzhaftem Tonfall und solchem Gesichtsausdruck*)

Joe: Absolut! Ich hatte Angst, dass ich alles herauslassen muss und wirklich in Stress gerate. Mir wäre es lieber, wenn ich das nicht müsste, falls das für Sie in Ordnung ist. (*Ebenfalls scherzend*)

Therapeut: Sicher. Im Allgemeinen halte ich es für besser, sich während der Behandlung wohlzufühlen, statt sich hineinzusteigern und zu stressen. Wichtig ist auch, dass wir als Partner zusammenarbeiten. Als Erstes würde ich gern wissen, wobei Sie sich Unterstützung wünschen. Wie gesagt, habe ich das Aufnahmeformular gelesen, aber das würde ich gern von Ihnen hören.

Joe: … Naja, in Gesellschaft werde ich wirklich nervös. Ich war schon immer so, aber in den letzten paar Monaten ist es anscheinend schlimmer geworden. Ich meide Situationen, weil ich Angst habe, Menschen zu begegnen. Ich habe Angst, eine Panikattacke zu bekommen, was ich schon erlebt habe. Doch meistens fühle ich mich einfach sehr nervös. Darum vermeide ich es, unter Leute zu gehen. Ich schätze, das würde ich gern überwinden, falls das möglich ist, oder zumindest sollte es besser werden.

Therapeut: Okay, Sie werden also in der Gegenwart von Menschen wirklich nervös, deshalb meiden Sie sie. Ist das richtig?

Joe: Naja, ich habe ein paar Kumpel, aber das war's dann auch schon.

Therapeut: Was, meinen Sie, löst diese Nervosität aus? Was macht Sie Ihrer Ansicht nach so nervös?

Joe: Ich bin mir nicht ganz sicher – darum komme ich zu Ihnen. Ich habe sogar Medikamente probiert, die mir mein Arzt gegeben hat, doch eines von diesen Arzneimitteln hat mich benommen gemacht und das andere hat mich noch nervöser gemacht. Ich möchte kein Zombie sein und ich möchte nicht noch nervöser sein, als ich es schon bin. Ich schätze, es muss einen besseren Weg geben, und eine Freundin hat mir empfohlen, zu Ihnen zu kommen. Sie sagte, Sie haben einige Methoden, die Menschen helfen, sich besser zu fühlen.

Therapeut: Nun, ich hoffe natürlich, dass ich helfen kann. Ich bin sicher, wir können daran arbeiten, dass Sie Menschen nicht mehr so stark meiden müssen. Doch noch einmal, ich frage mich, ob Sie irgendwelche Ideen dazu haben, was diese Nervosität und Angst auslösen könnte. Ich weiß, Sie sagten, Sie wissen es nicht, aber ich frage mich, ob Sie vielleicht eine Vermutung anstellen könnten.

Joe: Naja, wie gesagt war ich schon immer so. Doch in letzter Zeit ist es schlimmer geworden. Ich glaube, es ist schlimmer geworden, seit meine Freundin Carol mit mir Schluss gemacht hat. Ich habe anscheinend immer Angst, dass mich jemand zurückweist, und ich warte wohl darauf, dass das passiert. Ich weiß, das klingt blöd, aber das geht mir durch den Kopf.

Therapeut: Ich verstehe, dass Sie so empfinden. Sie waren also schon immer nervös und seit der Trennung hat sich Ihre Nervosität verstärkt. Ist das richtig?

Joe: Ja, so in etwa. Ich schätze, es hat etwas damit zu tun, dass ich mir Sorgen mache.

Therapeut: Das funktioniert so: Wir jagen uns selbst mit unseren Gedanken und Erinnerungen Angst ein. Denn zwischen unseren Gedanken und unseren Emotionen scheint eine Eins-zu-eins-Beziehung zu bestehen. Und manchmal ist es wirklich schwierig, diese Gedanken und Erinnerungen loszulassen.

Joe: Ja, ich versuche, diese Gedanken und Erinnerungen zu ignorieren, aber das funktioniert anscheinend nicht. Mir kommt es so vor, als würden sie umso stärker zurückkommen, je mehr ich versuche, sie aus meinem Kopf zu bekommen.

Therapeut: Das ist interessant. So läuft es tatsächlich ab. Oft bleibt etwas umso hartnäckiger, je mehr wir versuchen, es loszuwerden. Wenn Sie es einfach akzeptieren könnten, könnte es seines Weges gehen, doch das ist zeitweise schwierig – nicht unmöglich, aber schwierig. Manchmal brauchen wir beim Loslassen etwas zusätzliche Unterstützung. Machen wir doch ein kleines Experiment, um zu schauen, ob Ihnen das helfen kann, diese Gedanken, diese Erinnerungen loszulassen.

Joe: Ein Experiment? Was für eines?

Therapeut: Nun, es gibt ein einige Techniken, die ich hilfreich finde, um Nervosität zu lindern und schmerzliche Erinnerungen aufzulösen. Es erscheint vielleicht komisch, aber dabei beklopfen Sie mit Ihren Fingern verschiedene Stellen an Ihrem Körper und achten darauf, wie Sie sich fühlen, während Sie eine Erinnerung wachrufen oder an etwas denken, was Sie vorhaben. Die Stellen, an denen Sie klopfen, sind verschiedene Punkte an Hand, Kopf und Brust.

Joe: Ich glaube, ich habe davon im Internet etwas gefunden. Das kam mir irgendwie seltsam vor!

Therapeut: Es erscheint tatsächlich seltsam, doch meiner Erfahrung nach funktioniert es. Dass es wirkt, belegen auch viele Untersuchungen. Doch das kann man nur wissen, wenn man es ausprobiert. Entweder es wirkt oder es tut sich gar nichts. Wenn es wirkt und funktioniert, wunderbar! Falls nicht, ist nichts verloren. Aber es ist einen Versuch wert.

Joe: Klar, probieren wir's.

Therapeut: Als Erstes nehmen Sie bitte wahr, wie Sie sich jetzt im Moment fühlen. Fühlen Sie sich immer noch nervös?

Joe: Vielleicht ein wenig, aber nicht schlimm.

Therapeut: Schauen wir, ob Sie noch entspannter sein können. Nehmen Sie bitte wahr, wie Sie sich in Ihrem Körper fühlen, und stufen Sie Ihre Nervosität zwischen 0 und 10 ein. Dabei bedeutet 10, äußerst nervös zu sein, und 1, überhaupt nicht nervös zu sein.

Joe: Im Moment würde ich sie bei 4 oder 5 einstufen.

Therapeut: Und welches Wort würden Sie verwenden, um zu beschreiben, was Sie empfinden?

Joe: Ich würde sagen nervös.

Therapeut: Gut, nervös. Klopfen Sie jetzt Ihre Handkante (*führt es vor*) und sagen Sie dabei drei Mal: „Obwohl ich nervös bin, akzeptiere ich mich selbst und entscheide mich dafür, mich entspannt zu fühlen."

Joe: Obwohl ich nervös bin, akzeptiere ich mich selbst und entscheide mich dafür, mich entspannt zu fühlen. (*Wiederholt diese Aussage drei Mal und klopft dabei seine Handkante*)

Therapeut: Jetzt klopfen Sie bitte bei sich die Punkte, die ich an mir klopfe.

An dieser Stelle gehe ich so vor, dass ich die MET-Punkte an mir selbst klopfe – Hinterkopf, Scheitelpunkt, Stirn, unter der Nase, unter der Unterlippe und Mitte der Brust –, während Joe diese Punkte an sich klopft. Hin und wieder leite ich ihn an, während des Klopfens die Erinnerungsaussage „nervös" oder „mich nervös fühlen" hinzuzufügen. Während er die Mitte der Brust klopft, führe ich ihn durch die 4-8-Atmung und fordere ihn dann auf, sich im Raum umzusehen und seine Aufmerksamkeit konkret auf etwas zu fokussieren.

Therapeut: Klopfen Sie jetzt weiter auf Ihre Brust, atmen Sie durch die Nase ein und zählen Sie dabei bis 4. Atmen Sie dann durch den Mund aus und zählen Sie dabei bis 8. Machen wir das noch einmal … Sehen Sie sich jetzt im Raum um … und fokussieren Sie sich auf etwas wie das Bild oder die Lampe … Prüfen Sie dann erneut, wie Sie sich fühlen, Joe, auf einer Skala von 0 bis 10.

Joe: Ich fühle mich viel besser. Es ist weniger als 2 jetzt.

Therapeut: Prima! Machen wir jetzt Folgendes.

Dann leite ich ihn durch die 9G-Behandlungsserie, indem ich ihn den Serienpunkt zwischen den Mittelhandknochen des kleinen und des Ringfingers auf dem Handrücken klopfen lasse. Dabei macht er Folgendes: die Augen schließen, die Augen öffnen, nach unten links schauen, nach unten rechts schauen, die Augen im Uhrzeigersinn kreisen lassen, die Augen gegen den Uhrzeigersinn kreisen lassen, eine Melodie summen, bis fünf zählen und noch einmal summen.

Therapeut: Wie ist es jetzt, Joe?

Joe: Ich fühle mich wirklich gut. Ich würde sagen, es ist weniger als 1, vielleicht 0.

Therapeut: Perfekt! Gut, nur zur Sicherheit würde ich Sie gern eine weitere Technik anwenden lassen, die als Augenlinie von unten nach oben bezeichnet wird. Klopfen Sie hier auf Ihren Handrücken (*führt es vor*) und bewegen Sie dabei Ihre Augen ganz langsam vom Boden zur Decke. Atmen Sie dann tief ein, atmen Sie aus, entspannen Sie Ihre Augen und hören Sie auf, zu klopfen.

Joe: (*Führt die Augenlinie durch wie gezeigt*)

Therapeut: Joe, schauen Sie, ob Sie die Nervosität ein Stück zurückholen können. Probieren Sie's.

Joe: Ich glaube nicht, dass ich das will. Im Moment fühle ich mich gut.

Therapeut: Das kann ich verstehen. Aber wenn Sie es einfach probieren würden, nur um zu schauen. Wenn Sie sie zurückholen können, müssen wir lediglich wieder klopfen.

Joe: (*Bemüht sich ungefähr 10 Sekunden lang*) Nein, ich kann mich jetzt gerade nicht nervös fühlen.

Therapeut: Wunderbar! Wie wäre es, wenn wir jetzt das Klopfen dazu probieren, dass Carol mit Ihnen Schluss gemacht hat? Würden Sie das gern machen?

Joe: Es ist schwer, mir vorzustellen, dass ich mich dabei gut fühlen könnte.

Therapeut: Ich bin mir sicher, dass das wirklich wehgetan hat. Es geht nicht darum, dass Sie sich diesbezüglich wohlfühlen; es geht darum, dass Sie sich nicht mehr mitgenommen fühlen. Aber rufen Sie sich genau den Moment ins Gedächtnis, als Carol mit Ihnen Schluss gemacht hat, und nehmen Sie wahr, wie Sie sich fühlen.

Joe: (*Wird einen Moment lang schwermütig, während er sich an das Geschehen erinnert*) Es fühlte sich wirklich schlimm an. Wenn ich jetzt daran denke, fühle ich mich mitgenommen. Ich stufe es bei 9 ein.

Therapeut: In Ordnung, Joe, klopfen Sie Ihre Handkante und sagen Sie dabei drei Mal: „Obwohl Carol mit mir Schluss gemacht hat und ich mich mitgenommen fühle, akzeptiere ich mich selbst und entscheide mich dafür, mich besser zu fühlen."

Joe: (*Wiederholt die Aussagen wie angewiesen*)

Therapeut: Klopfen wir nun dieselben Punkte wie vorhin.

Ich gehe wieder dazu über, die MET-Punkte an mir selbst zu klopfen – Hinterkopf, Scheitelpunkt, Stirn, unter der Nase, unter der Unterlippe und Mitte der Brust –, während Joe seine klopft. Hin und wieder fordere ich ihn auf, während des Klopfens die Erinnerungsaussage hinzuzufügen: „Carol hat mit mir Schluss gemacht und ich fühle mich mitgenommen". Während er die Mitte der Brust klopft, führe ich ihn wieder durch die 4-8-Atmung und bitte ihn dann, sich im Raum umzusehen und sich auf etwas zu fokussieren.

Therapeut: Wo würden Sie es jetzt einstufen, Joe?

Joe: Keine große Veränderung, falls überhaupt eine. Ich würde sagen, immer noch 9.

Therapeut: Das ist in Ordnung. Machen wir einfach eine weitere Runde. (*Wiederholt das MET-Klopfen*)

Joe: Das ist erstaunlich. (*Lacht*) Es fühlt sich nicht mehr so schlimm an.
Therapeut: Wo würden Sie es jetzt einstufen zwischen 0 und 10?
Joe: Ich glaube bei 6!
Therapeut: Prima! Gehen wir einen Schritt weiter.

Ich leite ihn wieder durch die 9G-Behandlungsserie und lasse ihn dann die MET-Punkte noch einmal klopfen. Danach folgt die 4-8-Atmung, wobei er die Mitte der Brust klopft. Und wieder fordere ich ihn auf, sich umzuschauen und sich dann auf etwas zu fokussieren.

Therapeut: Wie ist es jetzt?
Joe: Hm, ich fühle mich besser – nicht mehr mitgenommen. Das würde ich bei 1 oder 0 einstufen. Aber jetzt spüre ich eine gewisse Verletztheit.
Therapeut: Das ist nicht ungewöhnlich. Sehr häufig ist eine andere Emotion darunter. Wo würden Sie die Verletztheit einstufen?
Joe: Ich würde sagen bei 7.
Therapeut: Gut, fokussieren Sie sich auf das Gefühl der Verletztheit, klopfen Sie wieder Ihre Handkante (*demonstriert es*) und sagen Sie dabei drei Mal: „Obwohl ich mich verletzt fühle, akzeptiere ich mich selbst und entscheide mich dafür, mich besser zu fühlen."

Joe wiederholt die Aussagen wie angewiesen und wiederholt dann MET, gefolgt von der 4-8-Atmung, wobei er die Mitte der Brust klopft. Dann schaut er sich um und fokussiert sich auf einen Gegenstand.

Therapeut: Was ist jetzt?
Joe: Das ist besser. Bei 5!
Therapeut: (*Leitet Joe erneut durch die 9G-Behandlungsserie*) Und wie ist es jetzt?
Joe: Perfekt! Ich empfinde überhaupt keine Verletztheit. Eigentlich fühle ich mich recht gut. Ich bin bei 1 oder 0.
Therapeut: Lassen Sie uns zur Sicherheit noch einmal die Augenlinie von unten nach oben machen, aber diesmal etwas anders. Wenn Ihre Augen

ganz oben sind, atmen Sie tief ein und dann schließen Sie die Augenlider beim Ausatmen.

Joe: (*Führt die Erweiterte Augenlinie durch*) Fühlt sich gut an. Richtig entspannt. Wenn ich daran denke, bin ich nicht mitgenommen. Eindeutig eine 0.

Therapeut: Gut, schauen wir, ob Sie das Gefühl wieder zurückholen können. Schauen Sie, ob Sie sich wieder verletzt fühlen können.

Joe: (*Bemüht sich*) Nein, schaff' ich nicht! (*Lacht*) Das ist verblüffend. Ich denke jetzt wirklich ganz anders darüber.

Therapeut: Wie sehr sind Sie davon überzeugt, dass Sie sich auch weiterhin so fühlen?

Joe: Da bin mich mir nicht sicher. Hängt davon ab, ob ich sie irgendwo sehe.

Therapeut: Also, wo würden Sie es jetzt im Moment einstufen, wenn 10 bedeutet, Sie sind absolut davon überzeugt, dass Sie sich gut fühlen werden, falls Sie sie sehen, und 0 bedeutet, Sie sind davon überhaupt nicht überzeugt? Beachten Sie, dass wir die Skala an diesem Punkt umdrehen. 10 steht für die tiefste Überzeugung und 0 steht für überhaupt keine Überzeugung, eine dicke, fette Null.

Joe: Ich würde sagen halbe-halbe, bei 5 oder 6.

Therapeut: In Ordnung, schauen wir, ob wir das Niveau Ihrer Zuversicht erhöhen können. Mehr Zuversicht zu haben, erhöht die Chancen, dass Sie sich gut fühlen.

Joe: Okay.

Therapeut: Während Sie hier klopfen (*zeigt auf den Serienpunkt*), stellen Sie sich vor, Carol irgendwo über den Weg zu laufen. Malen Sie sich aus, dass Sie selbst freundlich und zuversichtlich sind. Ich werde Sie zwischendurch immer wieder bitten, mir die Einstufung mitzuteilen. (*Leitet Joe durch das VEP*) Sie können Carol und Joe dort drüben in einiger Entfernung sehen und Joe sieht gelassen, freundlich und zuversichtlich aus und fühlt sich auch so. Klopfen Sie einfach weiter auf Ihren Handrücken, während Sie sich das ausmalen. (*Nach ungefähr 20 Sekunden*) Wo würden Sie es jetzt einstufen, Joe?

Joe: Fühle mich stärker, gelassener – bei 7.

Therapeut: Prima, machen Sie weiter … sehen Sie Joe und Carol dort drüben und Joe fühlt sich einfach gut. (*Nach ungefähr 20 Sekunden*) Und wie sieht es jetzt aus?

Joe: 8 … fast bei 9.

Therapeut: Wunderbar. Klopfen Sie weiter und sehen Sie Joe, der sich gelassen, zuversichtlich und freundlich fühlt. (*Nach ungefähr 20 Sekunden*) Und jetzt?

Joe: Eindeutig eine 10!

Therapeut: Hervorragend, Joe. Wie wäre es, wenn Sie jetzt in das Bild einsteigen, sodass Sie Carol gegenüberstehen, statt Sie beide dort drüben zu sehen. Und klopfen Sie weiter, während Sie Ihren Blick ändern. (*Nach ungefähr 20 Sekunden*) Und wie ist das?

Joe: Zuerst ging meine Zuversicht zurück auf 7, aber ich bin wieder bei mindestens 9.

Therapeut: Das ist super, Joe. Ich meine, damit können wir erst einmal aufhören.

Je nachdem, wie ein Mensch eingestellt ist, kann das Verfahren zur Ergebnisprojektion (VEP) überzeugend genug sein. Für andere Menschen muss eine gewisse Zeit vergehen und sie brauchen eine Begegnung im realen Leben, bevor sie überzeugt sind. Einerlei, dieses VEP legt den Grundstein.

Joe: Ich erkenne, warum sie unsere Beziehung nicht fortsetzen wollte. Ich war damals zu bedürftig.

Therapeut: Das ist eine ziemliche Erkenntnis. Welche Schlüsse ziehen Sie daraus?

Joe: Ich glaube, das geht auf die Scheidung meiner Eltern zurück. Als sie sich trennten, habe ich mich von meiner Mutter wirklich im Stich gelassen gefühlt. Ich blieb bei meinem Vater. Anfangs kam meine Mutter nicht oft. Jetzt ist es in Ordnung, aber es ist komisch, dass mich das immer noch etwas belastet.

Therapeut: Wie wäre es, wenn wir dazu klopfen?

In den folgenden Sitzungen wurde Joe auch zu Themen im Zusammenhang mit der Trennung seiner Eltern behandelt, und zwar mit den Techniken MET, TFT und EFT. Wir konzentrierten uns außerdem auf seine Soziale Phobie und gingen seine negativen Gedanken durch Klopfakupressur an. Wir machten ihm seine Gedanken bewusster und verbesserten seine Fähigkeit, sie loszulassen. An verschiedenen Stellen der Behandlung führten wir eine Nachbesprechung durch, wodurch er Erkenntnisse erlangte und Techniken an die Hand bekam, die er zwischen den Sitzungen anwenden konnte.

Protokolle ändern

Wenn in einem angemessenen Zeitraum keine Ergebnisse erzielt werden, ist es mitunter ratsam, mit einem anderen Protokoll zu arbeiten. Gewöhnung hat zwar einen gewissen therapeutischen Wert, doch sie kann die Wirksamkeit eines Ansatzes auch reduzieren. Das Gehirn sucht Neuheit, und der Nutzen der Neuheit lässt nach, wenn Sie durchgängig dasselbe Verfahren anwenden. Sobald EFT also nicht wirkt, ist es sinnvoll, zu MET, TFT oder einer anderen Strategie zu wechseln. Und falls Klopfakupressur insgesamt anscheinend überhaupt nicht wirkt, können Sie, statt diese sanfte und elegante Technik aufzugeben, Anpassungen vornehmen, um die gesuchten Ergebnisse zu erzielen. Im nächsten Kapitel geht es um zusätzliche Überlegungen zur Problemlösung. Nennen wir das Problemlösungsklopfen.

KAPITEL 5

Problemlösungsklopfen

Wenn Sie immer tun, was Sie immer getan haben, werden Sie immer bekommen, was Sie schon immer bekommen haben.

HENRY FORD

Klopfakupressur wirkt zwar im Allgemeinen dahingehend, mit verschiedenen Beschwerden verbundenen Stress zu reduzieren und sogar völlig zu beseitigen, doch die Wahrheit ist, dass es nichts gibt, was *jedes* Mal funktioniert. Roger Callahan sagte mir: Wenn jemand sagt, seine Methode wirke immer, dann lüge er entweder oder er habe nicht genügend Menschen behandelt. Jede Methode stößt irgendwann an Grenzen, und dann ist es an der Zeit, etwas anderes auszuprobieren. Mit den folgenden Empfehlungen für Problemlösungen können Sie eine Feinabstimmung vornehmen und die Wirksamkeit der Behandlung für sich selbst und andere erhöhen.

Rapport

Wenn die Sitzung nicht gut läuft, liegt es manchmal daran, dass der Rapport zwischen dem Therapeuten und dem Klienten verlorengegangen ist. Das kann passieren, wenn der Klient abgelenkt ist, wenn er gestresst ist oder wenn er den Therapeuten als übermäßig kontrollierend empfindet. In diesen Fällen wird das Überprüfen und Verbessern des Rapports häufig zu einer wirksamen Behandlung führen. Therapie wird am besten als Teamarbeit durchgeführt, weshalb das Zuhören ein so wesentlicher Aspekt der Behandlung ist. Je intensiver Sie zuhören, desto besser der Rapport und desto höher die Wahrscheinlichkeit, dass Sie erkennen werden, was der Klient wirklich braucht.

Falls der Rapport verloren gegangen ist, weil sich der Klient gestresst oder unsicher fühlt, sollten Sie den Klienten zusätzlich unterstützen, sich wieder sicher und geschützt zu fühlen. Dafür ist es entscheidend, den aktivierten neuronalen Schaltkreis von Kampf und Flucht zu beruhigen und hilfreich, den Fokus von den stressaktivierenden Inhalten wegzulenken. Ergänzend können Klopf- und Atemübungen das Nervensystem beruhigen und dem Klienten helfen, sich geschützt zu fühlen und stärker präsent zu sein. Sie könnten den Klienten auch anleiten, die Gefühle von Unsicherheit und Belastung im Körper aufmerksam zu beobachten und eine Klopfroutine wie in Kapitel 4 beschrieben anzuwenden. Das könnte beispielsweise so ablaufen:

Therapeut: Ich nehme wahr, dass Sie sich jetzt im Moment belastet fühlen?

Klient: Ja, ich fühle mich wirklich durcheinander.

Therapeut: Möchten Sie darüber reden oder wäre es Ihnen lieber, wenn ich Sie durch etwas führe, was Ihnen helfen kann, Ihre Belastung zu lindern?

Klient: Im Moment bin ich wirklich zu durcheinander, um zu reden.

Therapeut: Wie wäre es, wenn wir etwas versuchen, was die Beruhigung Ihres Nervensystems unterstützt, und wir dann darüber reden?

Klient: Was denn?

Therapeut: Eine einfache Technik, die viele nützlich finden. Sie umfasst Atmen und Klopfen.

Klient: Gut, probieren wir's.

Therapeut: Achten Sie einfach darauf, wie Sie sich körperlich fühlen, wenn Sie durcheinander sind. Nehmen Sie wahr, wo Sie das im Körper spüren und wie es sich anfühlt.

Klient: Im Brustkorb und im Magen. Es fühlt sich eng und drängend an.

Therapeut: In Ordnung, nehmen Sie diese belastenden Empfindungen einfach wahr, ohne einen Versuch, sie loszuwerden, und ordnen Sie ihnen eine Zahl auf einer Skala von 0 bis 10 zu, wobei 10 am intensivsten ist.

Klient: Ich würde sagen, 9.

Therapeut: Gut, machen wir eine bestimmte Atemübung, während Sie diese Empfindungen beobachten. Atmen Sie durch die Nase ein und zählen Sie dabei bis 4; atmen Sie dann durch den Mund aus und zählen Sie dabei bis 8. (*Demonstriert die 4-8-Atmung*) Machen wir das jetzt zusammen. (*Führt mehrere Runden der 4-8-Atmung durch*)

Therapeut: Gut, wie fühlen Sie sich an diesem Punkt?

Klient: Etwas besser. Nicht mehr so eng und drängend. Ich würde sagen, jetzt ist es eine 4.

Therapeut: Super! Nehmen wir noch etwas hinzu. Klopfen Sie Ihre Handkante, so (*demonstriert es*), und sagen Sie dabei drei Mal: „Ich akzeptiere mich selbst mit allen verbliebenen Gefühlen der Enge und des Drängens, und entscheide mich dafür, mich besser zu fühlen."

Klient: (*Wiederholt die Umkehrungsaussage drei Mal*)

An dieser Stelle würde der Therapeut den Klienten durch die MET-Sequenz leiten, danach durch eine 4-8-Atmung. Daraufhin würde sich der Klient im Raum umsehen und sich dann auf einen Gegenstand fokussieren.

Therapeut: Wie ist es jetzt?

Klient: Viel besser. Ich fühle mich wirklich entspannt. Ich würde sagen, es ist weniger als 1.

Therapeut: Möchten Sie jetzt darüber reden?

Klient: Klar, das wäre in Ordnung.

Schlussendlich können Sie auch Rapport in der Beziehung zu sich selbst verlieren, insbesondere wenn Sie wütend oder aufgebracht über sich selbst sind. Die Lösung besteht darin, sich selbst zumindest vorübergehend mit genauso viel Respekt zu behandeln, wie Sie hoffentlich andere behandeln würden. Auch Klopf- und Atemübungen können sich bei solchen Gelegenheiten als wohltuend erweisen. Dazu ein Beispiel: Nachdem Sie sich auf die emotionalen Reaktionen in Ihrem Körper eingestimmt und ihre verschiedenen Bestandteile (etwa Lokalisation, Gestalt, Farbe) beobachtet haben, könnten Sie eine Aussage zur psychischen Umkehrung machen wie: „Obwohl ich wütend und aufgebracht über mich selbst bin, bin ich offen dafür, mich besser zu fühlen", oder: „Obwohl ich dies habe (*die verschiedenen Körperempfindungen näher beschreiben*), entscheide ich mich dafür, mich besser zu fühlen." Wenden Sie anschließend eine Klopfroutine in Kombination mit der 4-8-Atmung an, bis sich Ihr Gefühl deutlich verändert, idealerweise eine Reduzierung der SUD auf 0.

Beharrlichkeit und Flexibilität

Klopfen Sie weiter

Nach einer Runde Klopfakupressur tritt zwar normalerweise eine gewisse Erleichterung ein, doch das ist nicht immer der Fall. Darum ist es wichtig, zu beachten, dass manchmal viele Runden Klopfakupressur notwendig sind, bevor eine gewisse oder eine vollkommene Erleichterung eintritt. Ein Problem besteht im Allgemeinen aus vielen Aspekten, die Aufmerksamkeit erfordern, bevor es zu einer ausreichenden Erleichterung kommen kann. Ein Trauma kann beispielsweise aus vielen Momenten oder Szenen, Emotionen, Glaubenssätzen und Überzeugungen bestehen. Durch Ihr Klopfen werden die Schichten der Zwiebel abgeschält. Klopfen Sie also weiter, Beharrlichkeit zahlt sich aus.

Kontinuierliches Klopfen

Kontinuierliches Klopfen bedeutet, dass sowohl der Therapeut als auch der Klient verschiedene Behandlungspunkte beklopfen und dabei über die Sorgen des Klienten reden. Das ist insofern anders als sich konkret auf das Problem einzustimmen und sich an ein genaues Protokoll wie EFT zu halten, als der Klient nicht mit einer Set-up-Aussage zu beginnen oder sein SUD-Niveau einzustufen braucht. Stattdessen klopfen Klient und Therapeut nur kontinuierlich, während die Therapiesitzung vonstattengeht, wie auch jede beliebige Beratungssitzung ohne Klopfen. Dadurch lässt sich Distanz zum Problem gewinnen und darüber sprechen, während gleichzeitig Belastungen abgebaut werden. Oftmals hilft es dem Klienten auch, zu verschiedenen Zeiten über den Tag hinweg einfach die Punkte kontinuierlich zu klopfen, ohne sich unbedingt etwas Bestimmtes zu vergegenwärtigen. Häufig köchelt etwas Negatives unter der Oberfläche und das Klopfen hilft, dies zu neutralisieren, selbst wenn sich der Klient nicht bewusst darauf einstimmt.

Andere Formen der Anregung und *Layering* (Schichtaufbau)

Klopfen ist *eine* Methode, um verschiedene Behandlungspunkte zu stimulieren, doch manche Menschen fühlen sich aus unterschiedlichen Gründen nicht wohl mit dem Klopfen. Hier ein paar Alternativen dazu:

1. Die Stellen der Punkte berühren (aber nicht klopfen)
2. Die Stellen der Punkte berühren (aber nicht klopfen) und dabei einatmen
3. Sich vorstellen, die Punkte zu klopfen oder zu berühren
4. Den Therapeuten oder jemand anderen beobachten, der die Punkte an sich selbst klopft oder berührt
5. Die Punkte an einer Puppe oder auf einem Bild klopfen oder berühren
6. Einen Film von jemandem laufen lassen, wie etwa dem Therapeuten, der die Punkte an sich klopft oder berührt
7. Die Klopfpunkte einfach aussprechen – Augenbraue, Seite des Auges, unter dem Auge und so weiter. (Wenn man wie in der EFT eine Set-up-Aussage und Erinnerungssätze verwendet, werden die Aussagen gemacht, nachdem man die Klopfpunkte ausgesprochen hat. Zum Beispiel: „Handkante – Obwohl ich dieses Problem habe, ...“; „Augenbraue – dieses Problem“; „Unter dem Auge – dieses Problem“; und so weiter.)

In manchen Fällen ist es hilfreich, mehrere dieser Varianten zu kombinieren, um die Ergebnisse zu verbessern, was ich als *Schichtaufbau* (im Englischen *Layering*) bezeichne. Nachdem ein Klient beispielsweise eine Klopfsequenz durchlaufen und seinen SUD-Wert überprüft hat, könnte er eine weitere Behandlungsrunde absolvieren, bei der er die Punkte berührt und atmet, sich das Klopfen vorstellt oder einfach dem Therapeuten zuschaut, der die Punkte an sich klopft.

Stabilisierung

Wenn ein Klient stark belastet ist, klappt es manchmal einfach nicht, dass er sich auf ein bestimmtes Thema einstimmt und dazu klopft. Der Klient ist zu sehr durch den Wind und seine Energie ist zerrissen. Dann ist es am besten, ihn zuerst zu stabilisieren. Eine Stabilisierung lässt sich über die 4-8-Atmung oder die 4-7-8-Atmung erreichen (besprochen in Kapitel 3), durch Herz-Atmung, Einschließen, durch Ressourcenbildung und/oder Klopfen ohne Worte.

Herz-Atmung

Bei der Herz-Atmung legen Sie Ihre Hände über Ihr Herz und konzentrieren sich auf Ihre Atmung, während Sie die Gedanken loslassen. Sie erlauben den Gedanken, durch Ihren Geist zu ziehen, und wann immer Sie feststellen, dass Sie sich in einem Gedanken verfangen, kehren Sie einfach zu Ihrem Atem und den Empfindungen in Ihren Händen über dem Herzen zurück. Diese Übung ist eine Art Achtsamkeitsmeditation, die auch die Herzratenvariabilität verbessert und Stress verringert. Sie kann vor dem Klopfen durchgeführt werden und sie ist eine nützliche Hausaufgabe für Klienten zwischen den Sitzungen, weil sie die Fähigkeit verbessert, belastende Gedanken loszulassen.

Einschließen

Eine weitere Stabilisierungsstrategie ist das Einschließen (im Englischen *Containment*). Dabei stellen Sie sich einfach vor, ein bestimmtes Thema in einen Behälter zu legen, vielleicht in einen Aufbewahrungskasten oder eine Tonne, und während des Klopfens befassen Sie sich nicht mit diesem Thema, es wird gleichsam „eingeschlossen". Ein Beispiel: Wenn Sie einen Klienten mit einer Trauma-Vergangenheit behandeln, könnten Sie ihn bitten, sich auf die verschiedenen Szenen im Zusammenhang mit dem Trauma einzustimmen, die mit jeder Szene verknüpfte Belastung auf der SUD-Skala von 0 bis 10 einzustufen und dann jede Szene in den Behälter zu legen. Anschließend leiten Sie den Klienten durch eine Klopfroutine wie MET.

Von Zeit zu Zeit fordern Sie den Klienten auf, die Einstufung oder die Einstufungen der „Gegenstände" im Behälter zu schätzen: „Denken Sie nicht an *den Gegenstand an sich*, der sich im Behälter befindet, sondern wenn Sie über seine *Einstufung* nachdenken sollten, welche Zahl, schätzen Sie, wäre das?" So machen Sie weiter, bis sich der Klient ziemlich sicher ist, dass ihm das

Thema nicht zu schaffen machen würde. Dann fordern Sie ihn auf, den Behälter zu öffnen, um festzustellen, wie er sich fühlt. Falls eine gewisse Belastung vorhanden ist, legt er die Gegenstände in den Behälter zurück und klopft weiter. Ist keine Belastung mehr vorhanden, hinterfragen Sie die Ergebnisse, um sicherzustellen, dass sie stabil sind.

Ressourcenbildung

Selbstverständlich kann es belastend sein, sich auf ein schmerzliches Thema einzustimmen. Es kann sehr schwerfallen, das Licht am Ende des Tunnels zu sehen oder auf irgendetwas Positives zuzugreifen. In diesen Fällen kann ein Gespräch über die Ressourcen des Klienten gute Dienste leisten. Die Ressourcen können in den Bereichen Kreativität, Spiritualität, Religion, Intelligenz, Familie, Freunde, Hobbys, Fähigkeiten, Persönlichkeitsmerkmale, positive Dinge, die Klienten in ihrem Leben unternommen haben, und in vielem anderen mehr liegen. Während Sie die Ressourcen, die dem jeweiligen Klienten individuell nützen können, besprechen und herausfinden, ist es oft hilfreich, die Person klopfen zu lassen, damit sie sich tiefer auf die Ressource einstimmt. Jemand stimmt sich zum Beispiel auf seinen Glauben an Gott ein und klopft die MET-, EFT- oder die TFT-Punkte. Eine weitere Strategie besteht darin, an die Ressource zu denken und dabei den Punkt des Dritten Auges auf der Stirn zu klopfen, zwischen und ein wenig über den Augenbrauen. Einerlei, welche Strategie Sie wählen, der Klient klopft weiter, bis er mit einem positiven Gefühl der Ressource in Kontakt kommt.

Verwenden Sie keine Worte

Auch wenn im EFT Erinnerungssätze verwendet werden (und stets in TFT und MET), können Worte manchmal stören und während des Klopfens mehr Stress erzeugen. Wie ich schon oft festgestellt habe, ist einfaches Klopfen ohne Worte äußerst wirksam, nachdem sich der Klient auf das zu behandelnde Thema eingestimmt hat. So führte Roger Callahan die Behandlung ursprünglich durch – er ließ die Person einfach an das Problem denken, ohne etwas dazu zu sagen, während sie nach Anweisung klopfte.

Bei anderen Gelegenheiten mag es einem Klienten schwerfallen, eine Affirmation zu sagen, während er eine psychische Umkehrung korrigiert. Wann immer das auftritt, ist eine nützliche Alternative, das Problem einfach zu erkennen und dann zu klopfen, ohne die Affirmation auszusprechen. Der Klient kann sich beispielsweise das Problem vergegenwärtigen und dann einfach seine Handkante klopfen oder den Wunden Punkt ungefähr zehn Sekunden lang reiben. Anschließend wenden Sie die Klopfroutine an und der SUD-Wert sinkt, wenn die Umkehrung gelöst wurde.

Switching

Der Angewandten Kinesiologie zufolge geht *Switching* oder die „neurologische Desorganisation" mit einer Desorganisation der linken und der rechten Gehirnhälfte einher. Switching äußert sich unter anderem darin, dass man Buchstaben und Zahlen verdreht, links und rechts verwechselt, das Gegenteil dessen sagt, was man meint, und auffallend ungeschickt oder schwerfällig agiert. Nach einer anderen Sichtweise ist Switching durcheinandergewirbelte Energie. Switching kann aus einem oder mehreren der folgenden drei Bereiche herrühren: (1) ein strukturelles Ungleichgewicht wie Plattfüße, eine strukturelle Unebenheit im Schädel oder eine Subluxation der Wirbelsäule (falsch ausgerichtete Wirbel); (2) eine Empfindlichkeit gegenüber einer Substanz, der man ausgesetzt war oder die man zu sich genommen hat, wie z. B. Mais, Tabak oder Schimmel; oder (3) massiver emotionaler Stress.

Wenn Switching stattfindet, spricht das psychische Thema im Allgemeinen nur langsam auf die Behandlung an oder widersetzt sich ihr ganz, weshalb wir es korrigieren sollten. Für einen langfristigen Nutzen ist es zwar entscheidend, zur Grundursache des Switching zu kommen, doch schon eine vorübergehende Korrektur dieses Zustands fördert eine wirkungsvolle Behandlungsarbeit. Eine der einfachsten Schnellkorrekturen von Switching ist, beide Seiten der Nasenwurzel zu klopfen. Manchmal ist das Switching nach einigen Sekunden dieses Klopfens kurzzeitig korrigiert, wodurch Klopfakupressur oder andere Behandlungen gut wirken können. Eine anhaltendere Korrektur ist bekannt unter der Bezeichnung *Hook-up*.

Hook-up

1. Legen Sie Ihr linkes Fußgelenk über das rechte.
2. Strecken Sie Ihre Arme vor dem Körper aus, wobei sich die Handrücken berühren.
3. Greifen Sie mit Ihrer rechten Hand über die linke und legen Sie sie auf die linke Hand, sodass sich Ihre Handflächen berühren.
4. Verschränken Sie Ihre Finger und ziehen Sie Hände und Arme an den Körper heran, um sie auf der Brust ruhen zu lassen.
5. Atmen Sie langsam, dabei liegt die Zunge am Gaumen hinter den oberen Schneidezähnen.
6. Führen Sie diese Übung eine oder zwei Minuten lang durch.

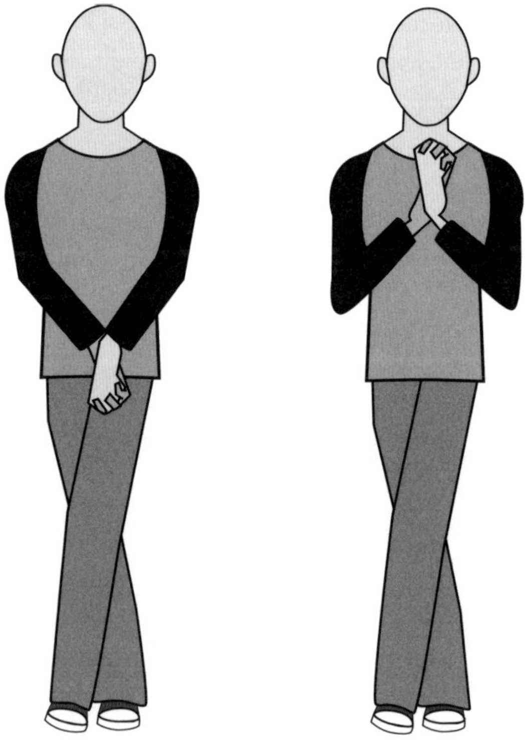

Eine weitere Switching-Korrektur ist die *Korrektur der drei Polaritäten*, die auch als *kurze Energiekorrektur* bezeichnet wird (Bilazarian 2018). Sie basiert auf der Vorstellung, dass das Switching eine oder mehrere der drei Polaritäten des Körpers einbezieht: oben/unten, links/rechts und vorne/hinten.

Die Korrektur der drei Polaritäten

1. Legen Sie eine Hand auf den Nabel und berühren oder klopfen Sie dabei 10 Sekunden lang kräftig unter beiden Schlüsselbeinen nahe dem Brustbein.
2. Als Nächstes berühren oder reiben Sie sich 10 Sekunden lang unter der Nase und der Unterlippe, während Sie die andere Hand über den Nabel halten.
3. Als Letztes berühren oder reiben Sie 10 Sekunden lang Ihr Steißbein, während Sie die andere Hand über den Nabel halten.

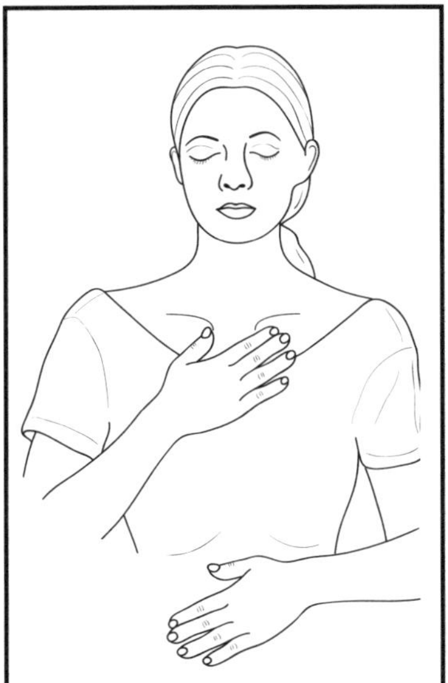

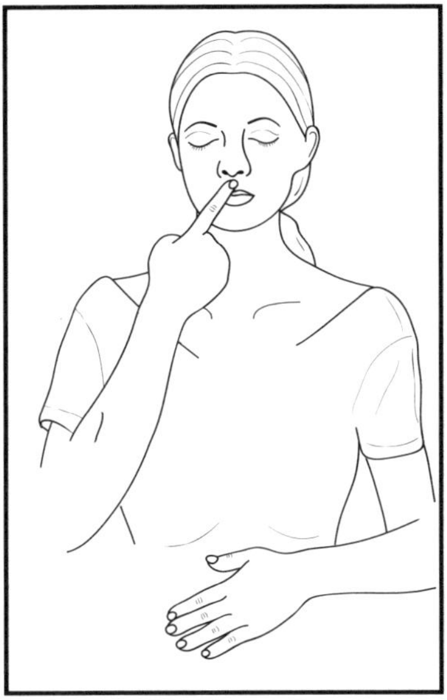

Wie ich festgestellt habe, sind Hook-up und die Korrektur der drei Polaritäten auch hilfreich, um die Konzentrationsfähigkeit zu verbessern, etwa bei Personen mit Aufmerksamkeits-Defizit-Hyperaktivitäts-Störung (ADHS). Ich führe den Klienten in der Praxis durch das Verfahren, um zu schauen, ob es hilft, und biete dann die Korrekturen als regelmäßige Hausaufgaben an. Für das Switching gibt es auch noch einige andere Korrekturen, deren Einzelheiten Sie in folgenden Büchern finden: „Energetische Psychologie" und „Handbuch der energetischen Psychotherapie" (beide sind noch antiquarisch erhältlich; Anm. d. Verlags).

Psychische Umkehrungen

Wie bereits besprochen, ist die psychische Umkehrung ein Zustand, in dem Ihre Motivation Ihrer geäußerten Absicht entgegengesetzt ist. Statt sich in Richtung gute Gesundheit oder Glücklichsein zu bewegen, steuern Sie auf Krankheit oder Unglücklichsein zu. Solange eine Umkehrung vorliegt, wird keine potenziell wirksame Behandlung funktionieren.

Die in der EFT verwendete Set-up-Aussage – die Gleiche, die in der TFT verwendet wird – geht die spezifische Umkehrung an. Während man die Handkante klopft oder den Wunden Punkt reibt, sagt man einen Satz wie den Folgenden: „Obwohl ich (*das Problem einfügen*) habe, akzeptiere ich mich selbst." Allerdings gibt es noch andere Stufen oder Grade der psychischen Umkehrung. Einige davon sind im Folgenden zusammen mit Aussagen oder alternativen Klopfpunkten zur Korrektur der Umkehrung dargestellt. Noch weitere sind ausführlich besprochen in „Energetische Psychologie".

Mini-Umkehrung, die auch als *intervenierende Umkehrung* bezeichnet wird, tritt ein, nachdem schon ein gewisser Fortschritt erzielt wurde. Hier ein Beispiel: Der Stress im Zusammenhang mit einem bestimmten Problem wird bei 10 eingestuft. Nach dem Klopfen sinkt der SUD-Wert auf 5. Doch der Fortschritt stockt und bleibt auch nach weiterem Klopfen bei 5. Das kann auf eine Mini-Umkehrung hindeuten. Um diese zu korrigieren, klopfen Sie die Handkante oder reiben Sie den Wunden Punkt mit der Aussage: „Obwohl ich noch ein Stück weit (*das Problem einfügen*) habe, akzeptiere ich mich selbst."

Beachten Sie, dass bei den anderen in diesem Abschnitt beschriebenen Umkehrungen ebenfalls Mini-Umkehrungen auftreten können.

Bei der **wiederkehrenden Umkehrung** tritt die Umkehrung im weiteren Behandlungsverlauf erneut auf. Sie ist durchdringender als eine Mini-Umkehrung, denn der SUD-Wert kehrt zur gleichen oder einer ähnlichen Intensität wie vor der Behandlung zurück. Auch hier ein Beispiel: Falls der SUD-Wert zu Beginn der Behandlung bei 10 war, dann auf 5 zurückging und danach wieder auf 10 stieg, kann das ein Anzeichen einer wiederkehrenden Umkehrung sein. Zu ihrer Korrektur reiben Sie den Wunden Punkt, während Sie drei Mal sagen: „Obwohl ich (*das Problem einfügen*) habe, akzeptiere ich mich selbst", oder: „Obwohl dieses (*das Problem einfügen*) wieder aufgetreten ist, akzeptiere ich mich selbst." Dabei gilt es zu beachten, dass ein Ansteigen des SUD-Wertes auch auf einen anderen Aspekt des Problems zurückzuführen sein kann, der aktiviert wurde, und keine wiederkehrende Umkehrung sein muss. Falls das Klopfen beispielswiese zu einem Nachlassen der Angst geführt hat, kann das Ansteigen der SUD auch daher kommen, dass eine andere Emotion aufgetaucht ist, wie Wut, Scham oder Traurigkeit. In diesen Fällen wird in der weiteren Behandlung auf den neuen Aspekt eingegangen.

Massive Umkehrung ist eine durchgängige Umkehrung über zahlreiche Kontexte und Situationen hinweg mit Auswirkungen auf viele Lebensbereiche. Suchtstörungen beispielsweise und wiederkehrende Depressionen gehen in der Regel mit einer massiven Umkehrung einher. Auf der grundlegendsten Ebene wird diese Umkehrung mit der folgenden Aussage behandelt: „Ich akzeptiere mich selbst mit all meinen Problemen und Einschränkungen." Beim Aussprechen dieses Satzes klopft man die Handkante oder reibt den Wunden Punkt auf der linken Seite der Brust.

Tiefsitzende Umkehrung ist mit der unbewussten Körperüberzeugung verbunden, dass Sie nicht in der Lage sind, das entsprechende Problem zu überwinden, und dass es für immer bestehen bleiben wird. Diese Umkehrung wird mit folgender Aussage korrigiert: „Auch wenn ich (*das Problem einfügen*) niemals überwinde, akzeptiere ich mich selbst." Für diese Korrektur kann die Handkante benutzt werden, besonders wirksam ist es aber, unter der Nase zu klopfen. Eine Aussage für die Mini-Version dieser Umkehrung ist: „Auch wenn ich (*das Problem einfügen*) niemals völlig überwinde, akzeptiere ich mich selbst."

Sicherheitsumkehrung ist das Gefühl, dass es auf irgendeiner Ebene unsicher ist, über das Problem hinwegzukommen. Eine Korrekturaussage für diese Form der Umkehrung ist: „Auch wenn es nicht sicher ist, (*das Problem einfügen*) zu überwinden, akzeptiere ich mich selbst." Für diese Korrektur kann die Handkante geklopft werden, doch häufig ist das Klopfen unter dem Schlüsselbein besonders wirkungsvoll. Die Aussage für die Mini-Version dieser Umkehrung wäre: „Auch wenn es nicht sicher ist, (*das Problem einfügen*) völlig zu überwinden, akzeptiere ich mich selbst."

Verdienens-Umkehrung dreht sich um den Glaubenssatz, dass Sie es verdienen, das Problem zu haben, was es schwierig oder unmöglich macht, das Thema zu lösen, bis diese Umkehrung bearbeitet wird. Zwar kann für diese Korrektur auch die Handkante benutzt werden, doch gut wirkt auch das Klopfen unter der Unterlippe. Die damit einhergehende Aussage ist: „Auch wenn ich es nicht verdiene, (*das Problem einfügen*) zu überwinden, akzeptiere ich mich selbst." Die Aussage für die Mini-Version dieser Umkehrung würde lauten: „Auch wenn ich es nicht verdiene, (*das Problem einfügen*) vollständig zu überwinden, akzeptiere ich mich selbst."

Mangel-Umkehrung ist mit dem Gefühl verbunden, dass Sie einen Verlust oder Mangel erleben, wenn Sie das Problem überwinden. Das ist besonders wichtig bei Suchtverhalten. Um diese Umkehrung zu korrigieren, klopfen Sie die Handkante oder unter einem Auge, wobei Sie sagen: „Auch wenn ich einen Mangel/Verlust erlebe (oder empfinde), wenn ich (*das Problem einfügen*) überwinde, akzeptiere ich mich selbst." Die Aussage für die Mini-Version dieser Umkehrung wäre: „Auch wenn ich einen Mangel/Verlust erlebe (oder empfinde), wenn ich (*das Problem einfügen*) dieses Problem völlig überwinde, akzeptiere ich mich selbst."

Identitäts-Umkehrung tritt auf, wenn die Identität eines Menschen mit dem Problem verwoben ist, das heißt, jemand identifiziert sich mit dem Thema als einem Teil von sich selbst. Das macht es schwierig oder unmöglich, das Problem erfolgreich zu behandeln. Um diese Umkehrung zu korrigieren, würden

Sie folgende Korrekturaussage sprechen und dabei die Handkante oder die Mitte der Brust klopfen: „Auch wenn ich meine Identität verliere, indem ich (*das Problem einfügen*) überwinde, akzeptiere ich mich selbst." Die Aussage für die Mini-Version dieser Umkehrung wäre: „Auch wenn ich meine Identität verliere, indem ich (*das Problem einfügen*) völlig überwinde, akzeptiere ich mich selbst."

Und schließlich liegt eine **Loyalitäts-Umkehrung** vor, wenn beim Aufrechterhalten des Problems ein Gefühl der Loyalität empfunden wird, etwa Loyalität einem Familienmitglied gegenüber. Diese Umkehrung wird durch das Wiederholen folgender Aussage behandelt, wobei gleichzeitig die Handkante oder die Mitte der Brust geklopft wird: „Auch wenn ein Loyalitätsthema in (*das Problem einfügen*) mit hineinspielt, akzeptiere ich mich selbst und ich entscheide mich, auf andere Art loyal zu sein." Die Aussage für die Mini-Version dieser Umkehrung lautet: „Auch wenn ein Loyalitätsthema mit hineinspielt, (*das Problem einfügen*) völlig zu überwinden, akzeptiere ich mich selbst."

Andere Blockaden

Neben Umkehrungen gibt es noch etliche andere Blockaden, die eine Behandlung erschweren können. Hier sind einige der häufigsten Blockaden und die Schritte, mit denen Sie sie angehen können.

Ein zugrunde liegendes Trauma

Falls das Problem, weswegen der Klient zur Behandlung kommt, mit einem Trauma zusammenhängt, kann dies eine wirksame Behandlung behindern. In diesen Situationen ist es notwendig, zum Trauma zurückzugehen und die Behandlung dort anzusetzen. Angenommen, der Klient ist depressiv und die Depression rührt von einem Trauma her, dann könnte einfaches Klopfen zur Depression nicht zu einer nachhaltigen Verbesserung führen, sondern das Trauma müsste angesprochen werden. Außerdem löst sich ein aktuelles Trauma eventuell nicht auf, falls ein früheres Trauma das aktuelle nährt. In solchen Fällen ist es am besten, zuerst zum früheren Trauma zu klopfen.

Sicheres Problem

Es gibt auch Fälle, in denen das Problem an der Oberfläche nicht das wahre Problem ist. Es ist die alte Frage: Anschein versus Wirklichkeit. Ein Beispiel dafür ist das „sichere Problem“. Hierbei schützt Sie das vorgestellte Problem, sich mit dem wirklichen Thema beschäftigen zu müssen. Zum Kern des eigentlichen Themas können Sie kommen, indem Sie fragen: „Falls dieses Problem in irgendeiner Weise nützlich wäre, was könnte sein Nutzen sein?“, oder: „Falls dieses Problem Sie vor etwas anderem schützt, was könnte das sein?“ Jemand, der sich bemüht, abzunehmen, könnte in Wirklichkeit Angst vor einer intimen Beziehung haben. Das Klopfen zur Gewichtsabnahme könnte niemals funktionieren, das Angehen der Beziehungsängste hingegen könnte diese überschüssigen Pfunde einfach dahinschmelzen lassen.

Kernüberzeugungen

Wenn Sie sich auf ein bestimmtes Thema wie soziale Angst fokussieren, können Sie versuchen, sich auf die verschiedenen mit der Angst einhergehenden Reaktionen einzustimmen und dazu zu klopfen, etwa Muskelanspannung, Schwitzen oder das Stolpern über Wörter. Das mag sich zwar als hilfreich erweisen, reicht aber im Allgemeinen nicht aus, weil diesen unterschiedlichen Reaktionen in der Regel eine Kernüberzeugung zugrunde liegt. Diese zugrunde liegende Kernüberzeugung könnte beispielsweise sein: „Ich bin nicht gut genug und die Leute mögen mich nicht“, „Die Leute halten mich für dumm“, oder: „Ich bin anderen gegenüber beleidigend“. In diesen Fällen ist es wesentlich, sich auf die Kernüberzeugung einzustimmen und dazu zu klopfen, um anhaltende Erleichterung und eine Transformation zu erleben. Diese Überzeugungen können ihre Wurzeln auch in traumatischen Ereignissen haben, die ebenfalls behandelt werden müssen.

In der EFT werden Kernüberzeugungen in einem Prozess ins Visier genommen, der bekannt ist als *Tischplatten und Tischbeine*. Dabei steht die Tischplatte für die umfassendere Kernüberzeugung und die Beine stehen für die konkreten Ereignisse, die diese Überzeugung hervorrufen. Im Wesentlichen entwickeln Sie eine Liste der konkreten Ereignisse, die zu der Kernüberzeugung führten und sie stützen, und dann nehmen Sie die gesamte Struktur mit dem Klopfprotokoll auseinander. Das zieht der Überzeugung „die Beine weg", sodass sie zusammenbricht und keinen Halt mehr hat.

Das Protokoll der Tischplatten und Tischbeine beruht auf der Erkenntnis, dass Kernüberzeugungen umfassende Verallgemeinerungen konkreter Ereignisse sind, die überhaupt erst zur Entwicklung der Überzeugung geführt haben. Zum Beispiel kann jemand, der glaubt, „Ich bin nicht gut genug" (die Tischplatte oder umfassende Verallgemeinerung), konkrete Erfahrungen gemacht haben (die Beine), dass er in der Schule versagte, dass er von jemandem, mit dem er in der Schule befreundet war, zurückgewiesen wurde, und so weiter. Im Behandlungsprozess wird auf jedes dieser Beine abgezielt, um mit EFT oder anderen Klopftechniken die Emotion aus den einzelnen Ereignissen loszulassen. Indem der Klient dann eine Entlastung von jedem dieser Vorkommnisse erfährt, löst sich die Kernüberzeugung auf.

Dieser Prozess braucht sich nicht darauf zu beschränken, Kernüberzeugungen anzugehen, denn ein Patient kann etliche Erfahrungen und Überzeugungen haben, die in seine Depression hineinspielen. Jedes dieser „Beine" ins Visier zu nehmen, kann helfen, die Depression zu lindern.

Andere Tipps zur Problemlösung

Sich neu fokussieren

Klienten, die nicht gut mitmachen und dazu neigen, in einer Sitzung von einem Thema zum nächsten zu springen, brauchen vielleicht ein wenig Unterstützung dabei, sich zu fokussieren. Es kann hilfreich sein, sie auf dieses Thema aufmerksam zu machen und sie die Richtung ändern zu lassen; ebenso können etwa die Übung zur Herz-Atmung und eine Switching-Korrektur wie Hook-up oder die Korrektur der drei Polaritäten helfen. Zusätzlich können Sie mangelnde Konzentration als eine Form von Umkehrung behandeln, indem Sie die Klienten die Handkante klopfen und dabei drei Mal sagen lassen: „Obwohl ich mich nicht fokussiere, akzeptiere ich mich selbst und entscheide mich dafür, mich besser zu fokussieren."

Es lohnt sich auch, Folgendes zu überlegen: Klienten, die in jeder Sitzung andere Themen aufbringen, erleben vielleicht ein hohes Maß an Abhängigkeit; in diesem Fall sollte das Abhängigkeitsthema ins Auge gefasst werden. Noch einmal, es kann dienlich sein, dieses Thema ausführlich zu besprechen, damit der Klient seine Abhängigkeit erkennen kann. Auch das lässt sich wie eine Umkehrung behandeln, wobei Klopfakupressur nützen kann.

Eine Pause einlegen

Sich in der Therapie auf ein Thema zu fokussieren, ist manchmal ermüdend und anstrengend. Hier kann es hilfreich sein, eine Pause einzulegen. Vielleicht stehen Sie auf und laufen herum, dehnen sich ein wenig oder reden eine Zeit lang über etwas Angenehmes. Sobald Sie dann zu dem eigentlichen Thema zurückkommen, können Klopfakupressur oder andere Techniken besser wirken. Diese Pause einzulegen, kann Ihnen neue Energie, Inspiration und Konzentration geben.

Wasser trinken

Falls Sie zu einem gewissen Grad dehydriert sind, helfen Klopftherapien vielleicht nicht wirkungsvoll (oder überhaupt nicht). Eine einfache Lösung besteht darin, ein paar Schlucke Wasser zu trinken. Das hilft häufig, auch wenn der genaue Grund dafür noch nicht bekannt ist. Die energetische Erklärung ist, dass das Wassertrinken den Energiefluss verbessert. Es kann allerdings auch sein, dass Wasser zu trinken eine nützliche Unterbrechung und an sich beruhigend ist.

Überprüfen Sie die Therapievereinbarung

Wenn Sie durch Klopfakupressur keine Ergebnisse erzielen, sollten Sie noch einmal die Therapievereinbarung prüfen. Die Vereinbarung ist das, woran Sie und der Klient sich verständigt haben, arbeiten zu wollen. Es ist immer möglich, dass Sie und der Klient sehr unterschiedliche Zielvorstellungen im Kopf haben, darum ist es wesentlich, dies zu überprüfen. Klar sollte auch sein, dass die Therapievereinbarung nicht in Stein gemeißelt ist und sich ändern kann. Am besten ist es, sich auf die Ziele zu konzentrieren und diese im Auge zu behalten.

Fragen Sie den Klienten, was er denkt

Wenn Sie mit Klopfakupressur oder irgendeiner anderen Technik nicht weiterkommen, hilft es oft, den Klienten zu fragen, was er denkt. Im Grunde geben Sie ihm damit den Ball zurück: „Wir haben wirklich an diesem Thema gearbeitet, aber wir kommen anscheinend nicht weiter. Was sagen Sie dazu?" Das kann ein neues Licht auf das Thema und das, was nötig ist, werfen. Vielleicht stellen Sie beispielsweise fest, dass sich der Klient dem Klopfen oder anderen Techniken, durch die Sie ihn geführt haben, nicht wirklich verpflichtet hat, weil er nur sein Herz ausschütten wollte. Er wollte, dass Sie zuhören, ihm ein paar angemessene Fragen stellen und ihm eine Richtung weisen. Um ein positives Ergebnis zu erreichen, sollte Ihr Engagement immer darauf abzielen, was der Klient braucht. Engagieren Sie sich niemals so sehr für die Technik wie dafür, dem Menschen und seinem gewünschten Ziel zu nützen.

Zusätzlich in Betracht gezogen werden muss das Motivationsniveau des Klienten. Will sich der Klient wirklich verändern? Nicht jeder kommt zur Therapie oder zum Coaching, um sich zu ändern. Menschen wollen sich vielleicht besser fühlen, aber sie wollen nicht unbedingt, dass die Veränderung von ihnen selbst kommt. Sie wünschen sich vielleicht, dass sich jemand anders ändert oder dass sich eine Situation ändert, die sie nicht kontrollieren können. Ratsam ist es, festzustellen, wo sich der Klient auf diesem Spektrum befindet. Dann können Sie entscheiden, ob es sinnvoll ist, auf eine bestimmte Weise weiterzumachen, oder aufzuhören.

Das Apex-Problem

Nachdem Klienten eine Besserung oder eine Lösung ihres Problems erlebt haben, glauben manche nicht, dass die Klopfakupressur irgendetwas mit dieser Wirkung zu tun hatte. Manche Klienten behaupten sogar, sie hätten die Intensität des Problems übertrieben oder es habe überhaupt nicht existiert.

Andere beharren darauf, sie seien verwirrt gewesen oder die Besserung rühre von etwas anderem her, etwa den vom Therapeuten verwendeten Affirmationen oder von einem Placeboeffekt. Callahan nannte dies das *Apex-Problem* (Apex bedeutet im Deutschen Gipfel, Spitze, Anm. d. Verlags), den Begriff lieh er sich von dem britischen Schriftsteller Arthur Koestler aus (Callahan 2000). In diesen Fällen handelt der Klient wie ein „Linkshirn-Erklärer", das heißt, neue Erkenntnisse werden grundsätzlich durch bereits akzeptierte Erklärungen interpretiert (Gazzaniga & LeDoux 1978). Die meisten von uns, die Klopftechniken anwenden, sind dem Apex-Problem begegnet, das ich als eine Form von kognitiver Dissonanz ansehe. Aber was lässt sich dagegen tun?

Falls man sich mit diesen Themen nicht auseinandersetzt, wird der Klient die Technik wahrscheinlich abtun und von ihrer Anwendung Abstand nehmen oder nicht offen dafür sein, sie in Sitzungen anzuwenden. Das ist bedauerlich, denn Klopfakupressurtechniken können äußerst wirkungsvoll sein. Im Umgang mit diesem Problem neige ich dazu, die Haltung des Klienten anzuerkennen und die Wirksamkeit des Ansatzes darzulegen. Ich weise häufig darauf hin, dass auch ich die Technik als absurd empfand, als ich erstmals davon hörte, darum kann ich verstehen, wie er empfindet. Ich könnte dem Klienten sogar sagen, dass wir Gleichgesinnte sind. Ich betone, obwohl ich mich nach dem Anwenden der Techniken besser fühlte, konnte ich einfach nicht glauben, dass das Klopfen irgendetwas damit zu tun hatte. Ich sah es als einen Trick an, eine Ablenkung, ein Placebo – als etwas Oberflächliches.

Ich räume auch ein, dass ich lange brauchte, um den Wert der Technik anzuerkennen und zu akzeptieren, dass ich aber irgendwann die Fakten nicht ignorieren konnte. Falls der Klient sich überzeugen lässt und ihr eine Chance gibt, dann gehen wir weiter. Falls er wirklich entschieden dagegen ist, verweise ich darauf, dass Klopfakupressur nicht die einzige Methode ist, um Erfolge zu erzielen, und, was am wichtigsten ist, dass ich ihn unterstützen will, sich besser zu fühlen und die angestrebten Ergebnisse zu erreichen. Auf die Möglichkeit des Klopfens komme ich später wieder zurück, falls wir auf anderen Wegen zu keinen Ergebnissen kommen. Doch wie wirksam eine Technik auch sein mag, wir setzen immer den Klienten und seine Gesundheit an die erste Stelle in unserem Denken und Fühlen – über die Technik.

Das Apex-Problem lässt sich auf viele andere Arten und Weisen angehen: Wir können etwa dem Klienten unsere Prognose mitteilen, er werde vielleicht die Behandlung abtun, obwohl er sich besser fühle. Die Einwände im Voraus anzuführen, kann den Wind aus den Segeln nehmen und die Glaubwürdigkeit möglicher künftiger Einwände verringern. Gelegentlich lasse ich die Klienten auch ihren SUD-Wert auf ein Blatt Papier schreiben, bevor wir mit dem Klopfen beginnen, falls sie später zu dem Schluss kommen, dass sie vor Beginn der Behandlung nicht besonders belastet waren. Die Aufzeichnung kann ihnen dann helfen, die eingetretene signifikante Veränderung zu erkennen, und sie damit offener dafür machen, die Behandlung mit diesem Ansatz fortzusetzen.

Eine letzte Bemerkung: Zuweilen stelle ich fest, dass Klienten nicht bereit dazu sind, einen wirkungsvollen Ansatz anzuwenden, wenn das Problem, dessentwegen sie kommen, ein sicheres Problem ist oder wenn Sekundär- oder Primärgewinne eine Rolle spielen, das Problem ihnen also auch Vorteile bringt. In solchen Fällen ist der offensichtliche Widerstand eine wichtige Information, die Sie unterstützen kann, dem Klienten zu helfen. Dies könnte eine Gelegenheit für ein vertrauliches Gespräch bieten. Und falls möglich, könnten wir sogar dazu klopfen.

Werden wir konkret

Sobald ein Klient offen dafür ist, Klopfakupressur anzuwenden, können die Ergebnisse wirklich sein Leben verändern. In den nächsten Kapiteln wird erklärt, wie Sie Klopfakupressur zur Behandlung chronischer Probleme einsetzen können, die das Leben der Klienten einschränken: Trauma, PTBS, Depressionen, Angst und Phobien. Spezifische Techniken und Fallbeispiele veranschaulichen, wie Klopfen diese schmerzlichen Themen lindern kann.

KAPITEL 6

Trauma und PTBS transformieren

Trauma ist eine Tatsache im Leben. Es braucht jedoch keine lebenslange Strafe zu sein. Trauma ist nicht nur heilbar, sondern kann mit geeigneter Anleitung und Unterstützung transformierend wirken.

PETER A. LEVINE

Amandas Trauma

Amanda war eine 19-jährige Collegestudentin, die infolge eines schweren Autounfalls, bei dem ihr Auto mit einem anderen frontal zusammenstieß, eine PTBS hatte. Der andere Fahrer – der zu dem Zeitpunkt betrunken war – kam ums Leben, ebenso seine Beifahrer. Amanda war über drei Stunden unter ihrem Armaturenbrett eingeklemmt, während ein Rettungstrupp sie aus dem Auto befreite. Sie wurde schwer verletzt in ein Krankenhaus geflogen. Anschließend war sie mehrere Monate in einem Reha-Zentrum und saß im Rollstuhl. Als ich sie elf Monate nach dem Unfall kennenlernte, hatte sie häufig Albträume, Flashbacks, Panikepisoden, generalisierte Angst oder auch Schuld- und Wutgefühle im Zusammenhang mit dem traumatischen Ereignis.

An dem Erstgespräch nahmen Amanda und ihre Mutter teil, hierbei fand eine Aufnahme statt und es wurde eine ausführliche Krankengeschichte erhoben. Außerdem konzentrierte ich mich darauf, Rapport mit ihr herzustellen, da dies wesentlich ist, um Stabilisierung und innere Sicherheit zu fördern. Gegen Ende dieser ersten Sitzung teilte ich Amanda mit, ich hätte einige Techniken, die Menschen häufig helfen würden, ein Trauma rasch und schmerzlos aufzulösen. Ich sagte, ich wisse nicht, ob diese ihr zu dem

Zeitpunkt helfen würden, da wir in der Sitzung nur noch etwa zehn Minuten Zeit hatten, doch ich wollte ihr ein Gefühl für die Art der Arbeit vermitteln, die wir in weiteren Sitzungen machen würden.

Sie willigte ein, weiterzumachen, und ich bat sie, an einen Aspekt des Traumas zu denken – konkret an eine Szene des Unfalls, die sie noch quälte. Sie konzentrierte sich darauf, unter dem Armaturenbrett eingeklemmt zu sein. Die Erinnerung daran löste bei ihr einen SUD-Wert von 9 aus. Statt Amanda zu bitten, die Erinnerung im Bewusstsein zu halten, forderte ich sie auf, sich vorzustellen, die Erinnerung zur sicheren Verwahrung in einen Behälter zu legen, vielleicht in eine Kiste oder einen Aufbewahrungsbehälter. Dann bat ich sie, es mir nachzumachen, und klopfte an mir mit den Fingern die verschiedenen Punkte des MET-Protokolls: Hinterkopf, Scheitelpunkt, Stirn, unter der Nase, unter der Unterlippe und Mitte der Brust. Während wir das MET-Protokoll durchmachten, überprüfte ich in Abständen ihren SUD-Wert.

Nach einer Runde MET forderte ich Amanda nicht auf, sich das Trauma zu vergegenwärtigen, sondern einfach zu raten, wie hoch das Belastungsniveau wäre, wenn sie sich lebhaft daran erinnern sollte. „Immer noch 9", sagte sie. Das sei in Ordnung, teilte ich ihr mit, und wir sollten das Klopfverfahren wiederholen. Dann leitete ich sie durch eine weitere Runde der MET-Klopfpunkte. Anschließend forderte ich sie auf, das Niveau ihrer Belastung wieder einzuschätzen. Diesmal sagte sie: „Ich fühle mich entspannter. Ich glaube, es könnte eine 6 sein."

Als Nächstes leitete ich sie durch die 9G-Behandlungsserie. Danach stufte sie ihr SUD-Niveau bei 3 ein, wenn sie wirklich lebhaft an den Vorfall denken sollte. Nach zwei weiteren Runden MET mit anschließender Augenlinie (AL) von unten nach oben sagte Amanda, sie glaube, es mache ihr nichts mehr aus, wenn sie „wirklich" daran denken solle, unter dem Armaturenbrett eingeklemmt zu sein. Darum forderte ich sie auf, das zu prüfen. Nachdem sie sich die Szene einige Sekunden lang angeschaut hatte, lachte sie und antwortete begeistert: „Wow! Jetzt macht es mir nichts aus! Wie funktioniert das?" Ich sagte ihr, ich würde ihr das gerne erklären, sei mir aber nicht sicher, ob sie es wirklich schon belastbar genug getestet habe. Darum bat ich sie, sich die Erinnerung noch einmal gründlicher anzuschauen, um sicherzugehen, dass sie ihr nichts ausmache. Nach etwa zehn Sekunden schüttelte sie den Kopf, lachte und gab an, sie störe sie nach wie vor nicht mehr.

Als Nächstes bat ich Amanda um einen weiteren Test. Ich stellte einen Timer auf eine Minute ein und forderte sie auf, zu versuchen, in Bezug auf die Erinnerung in Stress zu geraten, während ich mit ihrer Mutter einige Punkte besprach. Ich erklärte ihr, falls sie wegen irgendeines Aspekts des Ereignisses belastende Gefühle bekäme, würde das bedeuten, dass wir diese Erinnerung weiter behandeln müssten. Ich bat sie, sich das Geschehnis in lebhaften Einzelheiten auszumalen – in welcher Position ihr Körper im Auto war, wie der Vordersitz sie einengte, die Geräusche des Rettungstrupps, der sie aus dem Auto herausschnitt, und so weiter. Amanda gab sich alle Mühe, sich wegen dieser lebhaften Erinnerung zu beunruhigen, doch es gelang ihr nicht. Sie lachte wieder begeistert. „Ist das nicht erstaunlich? Keine große Sache jetzt! Wie funktioniert das?" Ich verwies darauf, dass ich mir nicht absolut sicher war, ob es gründlich gewirkt hatte und dass wir das in der folgenden Sitzung genauer wissen würden. Dann könnten wir bei Bedarf zu dem Geschehen weiter behandeln.

Zu meiner Freude ergaben unsere Folgesitzungen eine Woche, zwei Wochen und zwei Monate später, dass Amanda nach dieser ersten Behandlung keine Symptome mehr im Zusammenhang mit diesem Aspekt des Autounfalls hatte. Im Verlauf der Therapie wurden verschiedene andere Aspekte des Traumas, darunter Überlebensschuld-Syndrom und Wut, ähnlich entweder mit MET oder anderen Behandlungsprotokollen behandelt. Von Anfang bis Ende brauchten wir nur zehn Sitzungen.

Wie lassen sich Ergebnisse wie diese prinzipiell erklären? Psychische Probleme können kognitiv, neurologisch, chemisch und verhaltensbezogen betrachtet werden, doch im Grunde sind sie energetisch. Unser Körper und unser Nervensystem arbeiten sowohl auf einer tiefen als auch auf einer feinstofflichen Ebene elektrisch und elektromagnetisch. Darauf beruhen sogar medizinische Technologien wie Elektroenzephalografie (EEG), Elektrokardiografie (EKG) und Magnetresonanztomografie (MRT). Im Grunde genommen ist alles in unserer materiellen Welt Energie, sogar unsere Gedanken und Emotionen.

Wenn es zu einer traumatischen Erfahrung kommt, führt das deshalb zu einer starken emotionalen elektromagnetischen Ladung, die vom Nervensystem und dem gesamten Körper erfasst wird, ähnlich wie Informationen auf einer Computerfestplatte oder auf MP3 gespeichert werden. Um eine Metapher anzuführen: Stellen Sie sich vor, Kieselsteine in einen Teich zu werfen, während die kleinen Wellen fortlaufend aufgezeichnet werden, weil der Teich beim Auftreffen der Steine sofort gefriert. Das ist die Informationsaufzeichnung. Durch das Einstimmen auf das Trauma (die kleinen Wellen) und die Aktivierung der feinstofflichen Energiesysteme (Aufdrehen der Heizung) wird die gespeicherte Information freigegeben. Der Erinnerungsabdruck wird durch das Zuführen von Wärme bzw. Energie aufgelöst. Dann wird eine neue Erinnerung des Geschehnisses gebildet, die die belastende emotionale Ladung nicht mehr enthält. Die kleinen Wellen sind weg, das Wasser ist glatt! Energetische Methoden wie TFT, EFT und MET tauen den Teich auf und bieten neuen Auftrieb.

Sie können die Wirksamkeit der Energetischen Psychologie auch aus dem Blickwinkel des autonomen Nervensystems betrachten. Wenn ein traumatisches Ereignis stattfindet, sendet unsere Amygdala ein Signal aus, um das sympathische Nervensystem zu aktivieren, das uns darauf vorbereitet, zu kämpfen oder vor dem Ereignis davonzulaufen. In diesem Zustand der Sympathikus-Aktivierung können wir Informationen mit unseren Gedächtniszentren, vor allem mit dem Hippocampus, nicht angemessen verarbeiten. Sobald das traumatische Ereignis vorüber ist, können wir es deshalb nicht als eine ferne Erinnerung verstehen. Es bleibt vielmehr hängen und wird als eine anhaltende Gefahr in der Gegenwart erlebt. Klopfakupressur wirkt dahingehend, dass sie die Amygdala beruhigt. Danach geben Menschen im Allgemeinen an, dass sie sich gelassen fühlen und die Erinnerung an das Ereignis vage und in die Ferne gerückt sei.

Unser autonomes Nervensystem besteht neben dem sympathischen Ast auch noch aus einem parasympathischen Ast, den man weiter unterteilen kann in einen dorsalen Vaguskomplex und einen ventralen Vaguskomplex (Dana 2021, Porges 2010). Der dorsale Vaguskomplex ist ein entwicklungsgeschichtlich älterer Ast des parasympathischen Nervensystems. Er wird aktiviert, wenn das traumatische Geschehnis mit einer Lebensbedrohung einhergeht, aus der es kein Entrinnen zu geben scheint, was dazu führt, dass wir zusammenbrechen oder „dichtmachen". Im Gegensatz dazu wird der ventrale Vaguskomplex, auch bekannt als *Social Engagement System* (System für soziale

Teilhabe), unter sicheren Bedingungen aktiviert und fördert Verbindung und Entspannung.

Bei einer PTBS bleibt der dorsale Vaguskomplex auch nach dem Ereignis noch aktiviert. Das führt dazu, dass das Nervensystem auch dann, wenn keine Gefahr besteht, „dichtmacht", abstumpft und sich von anderen abkoppelt. Klopfakupressur wirkt dahingehend, diese sympathisch-parasympathischen Schwankungen zu normalisieren und so die Auswirkungen des Traumas zu neutralisieren und Sie wieder in einen Zustand sozialen Engagements zu versetzen, damit Sie sich sicher und geschützt fühlen, mit anderen in Beziehung treten und Liebe, Freude und Ausgelassenheit erleben können.

Als Nächstes bespreche ich verschiedene Arten von Traumata, bei deren Behandlung sich Klopfakupressur als wirksam erwiesen hat, und zusätzlich einige spezielle Protokolle für diese Traumata.

Traumatypen

Typ-I-Trauma

Traumata lassen sich nach Schweregrad sowie der Resilienz und Entwicklungsgeschichte einer Person kategorisieren. Am häufigsten kommen Traumata aufgrund eines einmaligen Geschehens vor, die auch als Typ-I-Traumata (Terr 1994) bezeichnet werden. Ein solches Trauma tritt nach einer einmaligen traumatischen Erfahrung auf, bei der eine erhebliche emotionale Belastung erlebt wird und es der Person gelingt, relativ schnell zu einer normalen Alltagsroutine zurückzukehren. Doch manche Menschen erleben über einen längeren Zeitraum hinweg weiterhin eine emotionale Belastung, was ihr tägliches Funktionieren erheblich beeinträchtigen kann. Häufig wird dann eine posttraumatische Belastungsstörung (PTBS) diagnostiziert. Die Betroffenen haben Symptome wie Albträume, Flashbacks, sich aufdrängende Erinnerungen oder Träume und einen übermäßigen Schreckreflex. Außerdem entwickeln sie als stark belastend empfundene Gefühle, wenn sie inneren oder äußeren Auslösereizen ausgesetzt sind, die sie an das Ereignis erinnern. Diese Reize veranlassen sie dazu, solche Situationen und Gedanken insgesamt zu meiden.

Typ-IIA-Trauma

Typ-II-Traumata sind durch mehrere traumatische Ereignisse bedingt, nicht nur durch ein einzelnes Vorkommnis (Terr 1994). Bei einem Typ-IIA-Trauma kann die Person die traumatischen Ereignisse trennen oder einzeln unterteilen. Ein Trauma wirkt sich nicht auf das andere aus, und jedes kann als ein einzelnes traumatisches Vorkommnis behandelt werden. Im Allgemeinen haben diese Menschen einen recht stabilen Hintergrund, der sie mit notwendigen Ressourcen ausstattet, um die traumatischen Ereignisse zu trennen.

Typ-I- und Typ-IIA-Trauma behandeln

Diese beiden Traumatypen sprechen im Allgemeinen gut auf traumafokussierte Ansätze an, wie Klopfakupressur, EMDR, kognitive Therapien und visuell-kinästhetische Dissoziation (VKD). Für die Klopfakupressur können Sie das nachstehende Protokoll verwenden. Da ein traumatisches Ereignis gewöhnlich mehrere Vorfälle umfasst, muss bei diesem Protokoll jeder Vorfall einzeln behandelt werden. Alternativ kann die Behandlung des wichtigsten Vorfalls dazu führen, dass die mit den anderen Vorfällen verbundene Belastung nachlässt oder sich auflöst.

Protokoll: Typ-I- und Typ-IIA-Trauma

1. Vergegenwärtigen Sie sich das traumatische Ereignis, kommen Sie mit dem damit einhergehenden Gefühl in Kontakt und stufen Sie Ihren SUD-Wert ein.
2. Behandeln Sie auf psychische Umkehrung, indem Sie wiederholt die Handkante (HK) klopfen oder den Wunden Punkt (WP) reiben und dabei drei Mal sagen: „Obwohl ich dieses Trauma habe, akzeptiere ich mich selbst und entscheide mich dafür, Erleichterung zu spüren." Sie können auch die in Kapitel 5 besprochenen anderen Umkehrungen ins Auge fassen.
3. Falls Sie die Technik des Einschließens anwenden, legen Sie den

traumatischen Vorfall oder die Vorfälle in einen imaginären Behälter und konzentrieren Sie sich während des gesamten Prozesses nicht darauf. Bei dieser Technik schätzen Sie in Abständen immer wieder Ihren SUD-Wert, bis Ihrer Ansicht nach keine belastenden Gefühle mehr vorhanden ist. Dann denken Sie wieder an das Ereignis oder den Vorfall, um dies zu bestätigen.

4. Als Nächstes klopfen Sie jeden der folgenden Behandlungspunkte fünf bis sieben Mal (oder klopfen Sie alternativ die EFT- oder MET-Punkte):
   - Augenbraue (AB)
   - Jochbein, unter dem Auge (JB)
   - Unter der Nase (UN)
   - Unter der Unterlippe (UL)
   - Unter dem Arm (UA)
   - Unter dem Schlüsselbein (SB)
   - Kleinfingernagel (KF)
   - Zeigefingernagel (ZF)
5. Überprüfen Sie den SUD-Wert. Ist der nicht gesunken, dann gehen Sie zurück zu Schritt 2 und durchlaufen die Sequenz erneut. Falls der Wert nach mehreren Runden nicht zurückgegangen ist, liegen möglicherweise eine andere Umkehrung oder Switching vor, die behandelt werden müssen (siehe Kapitel 5).
6. Sobald das SUD-Niveau um mindestens zwei Punkte gesunken ist, führen Sie die 9G-Behandlungsserie durch, indem Sie immer wieder den Handrücken (SP) klopfen, und dabei Folgendes tun: Augen schließen, Augen öffnen, nach unten links schauen, nach unten rechts schauen, die Augen im Uhrzeigersinn kreisen lassen, die Augen gegen den Uhrzeigersinn kreisen lassen, eine Melodie summen, bis fünf zählen und wieder summen.
7. Prüfen Sie die SUD-Einstufung erneut und wechseln Sie weiter zwischen der Abfolge der Klopfpunkte und der 9G-Behandlungsserie hin und her, bis die SUD-Einstufung zwischen 0 und 2 liegt.

Manchmal muss die Behandlung auch mehrere Male wiederholt werden, bis eine völlige oder fast vollständige Linderung eintritt.

8. Wenn die SUD-Einstufung zwischen 0 und 2 liegt, führen Sie die Augenlinie (AL) von unten nach oben durch, bis der SUD-Wert bei 1 oder 0 ist (vorzugsweise bei 0).
9. Hinterfragen Sie die Ergebnisse, indem Sie schauen, ob Sie das Belastungsniveau wieder zurückholen können. Falls der SUD-Wert steigt, wiederholen Sie einzelne Teile der Behandlung – z. B. nur die Augenlinie oder die Klopfsequenz.

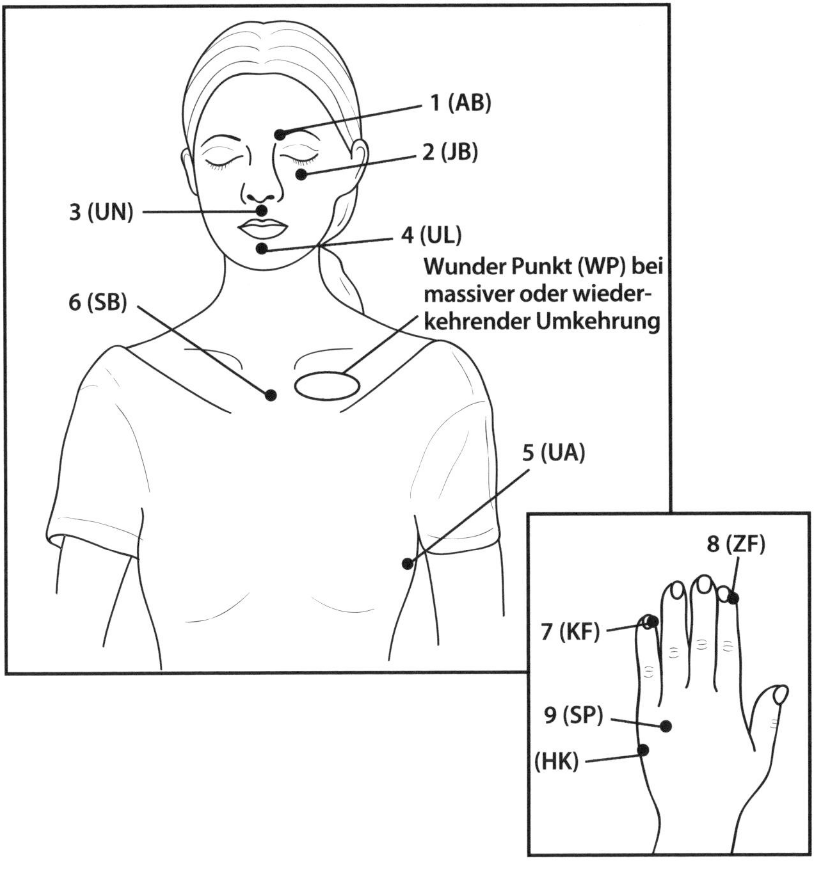

10. Sobald die Belastung dann weg ist, führen Sie das Verfahren zur Ergebnisprojektion durch, indem Sie sich Ihr gewünschtes Ergebnis vorstellen und dabei den Serienpunkt auf dem Handrücken (SP) klopfen.
11. Nachbesprechung: Falls Sie mit einem Klienten arbeiten, stellen Sie sicher, dass Sie ihm vermitteln, wie er sich bei Bedarf selbst behandeln kann. Aber empfehlen Sie ihm auch, bis zur nächsten Sitzung nicht an das Trauma zu denken.

Chronisches Trauma

Im Unterschied zu Typ-I- und Typ-II-Traumata gibt es auch chronische Traumata, die mit anhaltenden traumatischen Erfahrungen verbunden sind, die in den Entwicklungsjahren (und noch später) stattfanden. Sie können mit Vorkommnissen verknüpft sein wie Kindesmisshandlung, sexuellen Übergriffen, häuslicher Gewalt, Mobbing und Kampferfahrungen. Oftmals zeigen Überlebende eines chronischen Traumas eine intensive Verwirrung. Sie haben Schwierigkeiten, ihre Emotionen zu kontrollieren, und neigen zu Überreaktionen, weil sie ihre Umgebung verzerrt wahrnehmen. Auch haben sie Körpererinnerungen (mit dem Trauma zusammenhängende körperliche und emotionale Empfindungen, die ohne das damit verbundene kognitive Bewusstsein getriggert werden), Gedächtnisstörungen (Unfähigkeit, sich an die Einzelheiten des Ereignisses zu erinnern), und eine Vermeidungshaltung gegenüber Gedanken oder Situationen, die sie an das Ereignis erinnern. Auch ausagierende Verhaltensweisen wie sexuelle Promiskuität, Kämpfe und Substanzmissbrauch kommen häufig vor.

Typ-IIB-Trauma

Der Typ-IIB ist eine Art von chronischem Trauma, bei der eine Person vielfache traumatische Ereignisse erlebt und diese nicht trennen kann, was dazu führt, dass sie aufeinander einwirken (Terr 1994). Dieser Trauma-Typ kann zwar mit traumafokussierten Klopftechniken wie TFT und EFT behandelt werden, doch im Allgemeinen bedarf es beträchtlicher Vorbereitung. An erster Stelle steht die Beziehung zum Therapeuten, und Schwerpunkt muss sein, eine sichere Umgebung zu schaffen, sowohl innerhalb der Therapiesitzung als auch im Leben der Person außerhalb der Therapie. Benötigt werden zudem Techniken, die während der Behandlung eine Dissoziation und hohe Belastungspegel verhindern. Hier sind Atemübungen, Hook-up und Einschließen (besprochen in Kapitel 5) hilfreich. Sie werden in den Sitzungen und als Hausaufgaben zwischen den Sitzungen praktiziert. Wichtig ist auch, sich nur kurz auf die traumatische Erinnerung einzustimmen und nicht darin zu „versinken", denn das kann erneut traumatisieren.

Wenn Klienten nicht in der Lage sind, multiple Traumata zu trennen und als einzelne Geschehnisse zu betrachten, können Sie dies angehen, indem Sie spezifische, tiefsitzende und massive Umkehrungen korrigieren. Zur Korrektur einer spezifischen Umkehrung würden Sie beispielsweise die Handkante klopfen oder den Wunden Punkt reiben und dabei drei Mal sagen: „Obwohl ich von Traumata überwältigt bin, akzeptiere ich mich selbst und entscheide mich dafür, mich sicher und geschützt zu fühlen." Bei einer tiefsitzenden Umkehrung würden Sie unter der Nase klopfen und dabei drei Mal sagen: „Selbst wenn ich es nie schaffen werde, die Traumata zu trennen, akzeptiere ich mich selbst und bin offen für ein Wunder." Und bei massiver Umkehrung würden Sie den Wunden Punkt reiben und drei Mal sagen: „Ich akzeptiere mich selbst zutiefst mit all meinen Problemen und Begrenzungen."

Ein Trauma vom Typ IIB ist in der Regel kein Bereich, in dem Klopftechniken erfolgreich ohne Unterstützung eines Therapeuten angewandt werden können. Deshalb empfiehlt es sich, in einem frühen Behandlungsstadium eine psychische Umkehrung mehrmals zu korrigieren, während sich die Beziehung zwischen Therapeut und Klient festigt. Danach kann das spezifische Klopfen zu traumatischen Ereignissen durchgeführt werden. Bei manchen Klienten ist es jedoch besser, alternative Stimulationstechniken anzuwenden, wie ein leichtes Berühren der Akupunkturpunkte mit den Fingerspitzen, denn Klopfen kann die mit ihrem Trauma verknüpfte Neurozeption (Neurozeption bezeichnet die Fähigkeit des autonomen Nervensystems, automatisch und ohne, dass wir dies bewusst wahrnehmen, die Umgebung ständig darauf zu überprüfen, ob sie sich sicher, bedrohlich oder gar lebensgefährlich darstellt; Anm. d. Verlags) auslösen.

Mit folgenden Anregungen können Sie Klienten mit chronischem Trauma unterstützen, stabil zu bleiben, eine traumatisierende Abreaktion zu verhindern und ihnen die Fähigkeit, die Ereignisse voneinander zu trennen, vermitteln:

- Sprechen Sie über Lebensbereiche des Klienten, in denen es ihm gelingt, einzelne Situationen voneinander zu trennen, und erhöhen Sie so sein Bewusstsein dafür, wie er dies macht. Falls der Klient keine Erfahrung damit hat, unterstützen Sie ihn, über Ressourcen nachzudenken. Praktizieren Sie dies während der Sitzungen und dazwischen.
- Helfen Sie dem Klienten, sich des Gefühls bewusst zu werden, das er verspürt, bevor seine Gedanken wieder von einer Erinnerung zur anderen springen, und unterstützen Sie ihn, die Trigger mit Atemübungen und Klopfroutinen aufzulösen.
- Verbessern Sie die neuronale Organisation des Klienten und seine Fähigkeit, sich zu fokussieren durch Techniken wie Hook-up und der kurzen Energiekorrektur.
- Praktizieren Sie regelmäßig die Herz-Atmung. Sie kann die Fokussierung und die Emotionsregulation verbessern helfen sowie ein tieferes Wohlgefühl vermitteln.
- Bieten Sie Hausaufgaben an, die die Fokussierung und die Beweglichkeit verbessern, wie Geh- oder Laufmeditation, Yoga, bevorzugte sportliche Aktivitäten, Musik und Singen.

Typ-IIB(R)-Trauma

Eine weitere Form chronischen Traumas ist das Typ-IIB(R)-Trauma, bei dem jemand mit einem ansonsten stabilen Hintergrund ein überwältigendes Trauma erlebt, das ihm die Ressourcen entzieht, die er braucht, um resilient zu bleiben (Terr 1994). In diesen Fällen müssen erst die Ressourcen des Klienten wiederaufgebaut werden, bevor man sich an den Einsatz traumafokussierter Techniken macht. Eine wesentliche Ressource, die Sie aufbauen müssen, ist die allgemeine Fähigkeit des Klienten, zu trennen und zu unterteilen, damit er irgendwann in der Lage ist, die Traumata so zu trennen, wie das jemand mit Typ-IIA-Trauma kann.

In den Sitzungen kann es auch darum gehen, auf die bereits vorhandenen Ressourcen der Person zuzugreifen und sie mit Visualisierung und Klopfakupressur zu festigen. Falls ein Klient beispielsweise früher gern getanzt hat, können Sie ihm helfen, sich diese Ressource zurückzuholen. Dafür soll er sich Erinnerungen an diese Aktivität ins Gedächtnis rufen und mithilfe von Klopfen Zugang zu den damit verbundenen positiven Gefühlen finden. Meiner Erfahrung nach intensiviert es im Allgemeinen die positiven Gefühle und bestärkt den Klienten darin, dieser Aktivität wieder nachzugehen, wenn Sie ihn auffordern, sich die guten Erinnerungen wieder ins Gedächtnis zu rufen und auch, wie es sich angefühlt hat, die Aktivität auszuüben, während er dabei gleichzeitig klopft oder die Punkte anderweitig stimuliert.

Im Grund ist dies das Verfahren zur Ergebnisprojektion (VEP). Hier ist ein nützliches Protokoll:

Protokoll: Typ-IIB(R)-Trauma

1. Denken Sie an Ihre bevorzugte Aktivität und stufen Sie auf einer Skala von 0 bis 10 Ihre Freude daran ein, wenn Sie jetzt daran denken.
2. Klopfen Sie die Handkante (HK) und sagen Sie dabei drei Mal: „Obwohl ich früher (*die Ressource*) genossen habe, akzeptiere ich mich selbst und entscheide mich dafür, (*die Ressource*) wieder zu genießen."
3. Klopfen Sie den Serienpunkt auf dem Handrücken, während Sie sich an die Ressource erinnern und sie sich vorstellen, bis sich die positiven Gefühle in den Bereich zwischen 8 und 10 verstärken.
4. Falls das Klopfen des Serienpunktes die Freude nicht erhöht, klopfen Sie die MET- oder die EFT-Punkte und danach noch einmal länger den Serienpunkt.

5. Falls das Klopfen die Freude daran immer noch nicht erhöhen hilft, korrigieren Sie eine tiefsitzende Umkehrung, indem Sie unter der Nase (UN) oder die Handkante (HK) klopfen und dabei drei Mal sagen: „Auch wenn ich (*die Ressource*) niemals genieße, akzeptiere ich mich selbst und ich entscheide mich dafür, (*die Ressource*) zu genießen.“
6. Vorausgesetzt, der Zugang zur Ressource ist wieder gegeben, können Sie sich der ermittelten Aktivität widmen und falls nötig Klopfakupressur anwenden, um den Fortschritt zu unterstützen.

Das Fallbeispiel von Barbara in Kapitel 3 ist ein Beispiel für ein Typ-IIB-(R)-Trauma. Wenngleich das Klopfen die emotionale Belastung gut neutralisierte, die sie mit der traumatischen Erinnerung verknüpft hatte, ging dem Klopfen eine stabile therapeutische Beziehung voraus, die auf einer bedingungslosen Akzeptanz basierte.

Typ-IIB(nR)-Trauma

Ein Trauma dieses Typs liegt schließlich vor, wenn jemand von vornherein niemals Ressourcen für Resilienz entwickelt hat, weil die Traumata so früh im Leben auftraten (Schore 2022). Hier wird der Aufbau von Resilienz und Ressourcen der Hauptschwerpunkt der Therapie, und die Beziehung mit dem Therapeuten und anderen Bezugspersonen im Leben ist von höchster Bedeutung.

Ähnlich wie beim Traumatyp IIB(R) ist die allgemeine Fähigkeit, zu trennen und zu unterteilen und irgendwann die Traumata so zu trennen, wie das jemand mit einem Typ IIA-Trauma kann, eine wichtige Ressource, die es zu entwickeln und zu nutzen gilt. In diesen Fällen können traumafokussierte Techniken erst eingesetzt werden, nachdem eine erhebliche Verbesserung der Funktionsfähigkeit eingetreten ist. Die für Typ-II(R)-Trauma vorgestellten Empfehlungen gelten auch hier, wenngleich der Klient Unterstützung braucht, um Ressourcen für Resilienz zu entwickeln, statt auf die zugreifen zu können, die er irgendwo in seinem neurologischen System oder in seiner Energie gespeichert hat.

Denken Sie daran, dass die Gesundheit des Therapeuten mit dem Klienten in Resonanz gehen und ihn beeinflussen kann. Sie kann als Zugang zur inneren Gesundheit und den inneren Stärken des Klienten dienen. Bei Menschen mit Typ-IIB(nR)-Trauma ist es außerordentlich wichtig, Rapport herzustellen und eine starke therapeutische Beziehung aufzubauen, denn dann kann ein Klient, der nie die entsprechenden Ressourcen entwickelt hat, dies im Rahmen der therapeutischen Beziehung tun. Das Potenzial dafür ist bereits genauso vorhanden, wie die Neuroplastizität. In einer solchen Beziehung können Korrekturen psychischer Umkehrungen, Klopfroutinen, Atemübungen und die anderen in diesem Buch beschriebenen Interventionen wirklich von großem Einfluss sein.

KAPITEL 7

Vom Schmerz zum Nutzen

Schmerz ist nur erträglich, wenn wir wissen, dass er aufhört, nicht wenn wir abstreiten, dass er da ist.

VIKTOR FRANKL

Kürzlich kam ein 85-jähriger Mann namens Ben in meine Praxis, der Schmerzen hatte und mit zwei Stöcken lief. Er kam zur Abklärung, ob er eine Rückenmarkstimulation (im Englischen *Spinal Cord Stimulation*, kurz SCS; Anm. d. Verlags) ausprobieren sollte, und wurde von seinem Sohn begleitet. Bei dem medizinischen Verfahren einer Rückenmarkstimulation wird ein Gerät in den Körper eingesetzt, das einen elektrischen Impuls das Rückenmark hinaufsendet und so verhindert, dass Schmerzsignale ans Gehirn geschickt werden. Ben hatte sich kurz vorher einer Wirbelsäulenversteifung unterzogen, doch er hatte immer noch massive Rückenschmerzen. Im Gespräch sagte er, er wolle keine weitere Operation, denn er war verärgert, dass die Versteifung seine Schmerzen nicht linderte und dass er jetzt auch noch „den Käfig" spürte, „den der Chirurg in meine Wirbelsäule eingesetzt hat." Ich erklärte, die Einschätzung diene dazu, festzustellen, ob sich die SCS für ihn eigne; es sei seine Entscheidung, ob er sich dann einen Stimulator operativ einsetzen lassen wolle.

Ich fragte auch, ob er eine alternative Behandlung ausprobieren wolle, bei der es im Grunde darum ging, den Schmerz zu beobachten, während ich seinen Handrücken am Serienpunkt zwischen den Mittelhandknochen seines kleinen Fingers und des Ringfingers klopfe. (Im Allgemeinen lasse ich den Patienten den Punkt in der Praxis selbst klopfen, doch ich variierte meine Vorgehensweise, um es ihm zu erleichtern, der anderen Richtung dieses Ansatzes zu folgen.) Innerhalb von zehn Minuten waren seine Schmerzen weg. Er konnte von seinem Stuhl aufstehen und ohne Stöcke in der Praxis herumlaufen. Sofort rief er: „Haben Sie mich hypnotisiert, Doktor?“ Ich antwortete, ich glaube nicht. Ich fragte ihn, ob er seiner Meinung nach hypnotisiert worden sei. Nach einem kurzen Moment stimmte er zu, er sei nicht hypnotisiert worden. Außerdem gab er an, dass das Gefühl des „Käfigs“ weg sei.

An dieser Stelle erklärte ich, dass Menschen diese Behandlung in der Regel anfangs nicht selbst durchführen können, weil es Zeit brauche, die Technik zu beherrschen. Dennoch zeigte ich Bens Sohn noch, wie er die Technik bei seinem Vater anwenden konnte, was sie in der Sitzung übten. Eine Woche später kam Ben wieder in die Praxis, um die Aufzeichnungen zu vervollständigen, die ich für die SCS-Abklärung empfohlen hatte. Er sagte meiner Assistentin: „Ich fülle die Formulare aus, die der Doktor will, aber dieses Klopfen funktioniert! Ich habe nicht einmal Schmerzmittel gebraucht.“ Von da an konnte er diese Technik selbst anwenden, um mit seinen Schmerzen zurechtzukommen und er entschied sich, keine SCS machen zu lassen.

Schmerz und Bestrafung

Das englische Wort für Schmerz, *pain*, kommt vom lateinischen Wort *poena* und dem griechischen Wort *poiné*, was Bestrafung, Strafmaßnahme und Bezahlung bedeutet. Diese sprachlichen Wurzeln stimmen mit dem Erleben überein. Selbstverständlich sind Schmerzen niemandem von uns fremd. Mich persönlich hat der Schmerz auf Arten und Weisen heimgesucht, die ihn mich besser haben verstehen lassen. Nach meinem schweren Autounfall im Alter von 21, bei dem ich einen Milzriss und eine Nierenquetschung davontrug, litt ich unter entsetzlichen Schmerzen, sowohl in den Momenten vor meiner Operation als auch während meiner Genesung auf der Intensivstation. Und das waren massive Schmerzen! Als ich nach einer Pflegekraft läutete, weil ich etwas brauchte, was mir gegen die Schmerzen half, sagte sie mir, ich müsse noch eineinhalb Stunden warten, denn es sei nach der Anweisung des Arztes noch zu früh für eine weitere Morphiumspritze. (Damals wurden Schmerzmittel intramuskulär gespritzt und nicht mit einer patientenkontrollierten Schmerzmittelpumpe verabreicht.)

Als ich da so im Bett lag, verzehrt von Schmerz, und mich fragte, was ich tun könnte, wurde mir bewusst, dass der Schmerz, den ich empfand, mindestens so intensiv war wie der Schmerz, den ich bei meiner Ankunft im Krankenhaus in der Notaufnahme empfunden hatte. Tatsächlich waren die Schmerzen wahrscheinlich sogar stärker, denn nun hatte ich zudem einen großen Einschnitt, durch den der Chirurg meine Milz entfernt hatte. Tatsächlich hatte ich auch Angst vor den Schmerzen, denn sie schienen nicht nachzulassen und sich sogar noch zu verstärken, falls ich keine Morphiumspritze bekäme.

Dann hatte ich eine Eingebung: Wie ich erkannte, waren die Schmerzen zu diesem Zeitpunkt zwar intensiver als vor der Operation, aber im Grunde waren sie ganz anders, ja sogar annehmbar. Die Schmerzen in der Notaufnahme waren das, was man als „Todesschmerz" bezeichnen könnte, wohingegen die jetzigen ein „Überlebens- und Heilschmerz" waren. Dieser Gedanke vermittelte mir ein Gefühl der Sicherheit und sogar der Dankbarkeit. Und obwohl der Schmerz anhielt, war er nicht mehr so intensiv. Diese ehrliche Neubewertung gab mir ein Gefühl der Sicherheit. Es war mir nun möglich, von einem anderen emotionalen Blickwinkel aus und mit einem anderen Bewusstsein mit dem Schmerz präsent zu sein. Ich war nicht mehr von dem Schmerz als etwas Schrecklichem besessen. Ich konnte mich entspannen.

Infolge dieser und anderer Erfahrungen mit Schmerz entwickelte ich ein Interesse daran, anderen Schmerzleidenden zu helfen. Im Laufe der Zeit brachte mich meine Tätigkeit als Psychologe dazu, mich auf Schmerz- und Traumabehandlung zu spezialisieren. Ich setzte neben Hypnose, Visualisierung und Biofeedback irgendwann nach 1992 erstmals auch Techniken der Energetischen Psychologie wie Klopfakupressur zur Schmerzlinderung ein.

Schmerzkomplexität

Auf der körperlichen Ebene bezieht Schmerz drei Aspekte des Nervensystems mit ein: die peripheren Nerven, das Rückenmark und das Gehirn. Die peripheren Nerven verlaufen von der Haut, den Muskeln und den inneren

Organen zum Rückenmark. Viele dieser Nerven sind mit Schmerzrezeptoren ausgestattet – Zellen, die eine tatsächliche oder mögliche Schädigung der Körperbereiche wahrnehmen, in denen sie sich befinden. Bei einer Verletzung senden diese Zellen elektrische Impulse entlang des peripheren Nervs zum Hinterhorn des Rückenmarks. Dann werden spezielle chemische Stoffe, sogenannte Neurotransmitter, ausgeschüttet und regen andere Rückenmarksnerven an, Informationen über die Verletzung an das Gehirn zu übermitteln. Diese Signale gelangen in den Thalamus, eine Relaisstation, die wiederum Signale an drei bestimmte Gehirnbereiche sendet: den somatosensorischen Cortex (in dem Körperempfindungen registriert werden), das limbische System (in dem bestimmte Emotionen auftreten) und den frontalen Cortex (in dem ein großer Teil des Denkens, der Aufmerksamkeit und des Planens stattfindet).

Doch Schmerz ist nicht nur eine körperliche Reaktion auf eine Verletzung oder Krankheit. Er hat auch eine psychische und soziale Ebene. Man weiß beispielsweise sehr genau, dass emotionale Reaktionen, wie Depressionen oder Angst, auch als Schmerzverstärker fungieren können, was wiederum die emotionale Reaktion verstärken kann. Denn der Schmerzschaltkreis ist mit unseren Emotionen verknüpft. In gewisser Hinsicht kann Schmerz sogar als eine Emotion angesehen werden, denn sowohl Emotionen als auch Schmerz beinhalten körperliche Empfindungen und teilen sich einen Schaltkreis. Wenn sich die emotionale Reaktion auf Schmerz verändern lässt, zieht die Schmerzempfindung nach. Unsere Schmerzwahrnehmung zu verändern, kann ihn erträglicher, annehmbarer und weniger intensiv machen (wie ich aus meiner Erfahrung auf der Intensivstation nach der Operation herausfand).

Auch kann Schmerz das Mitgefühl anderer hervorrufen, die vielleicht wiederum der verletzten Person zu Hilfe kommen, was ein weiteres Überlebensmerkmal von Schmerz ist. Bei chronischen Schmerzen kann das Mitgefühl jedoch auch die Schmerzerfahrung verstärken, ähnlich wie eine Belohnung für ein bestimmtes Verhalten die Häufigkeit, mit der dieses Verhalten gezeigt wird, erhöht. Und mitunter kann das Erleben von Mitgefühl den Wunsch hervorrufen, mehr Mitgefühl zu bekommen und sogar dazu führen, andere zu manipulieren. In dieser Hinsicht ist Schmerz sozial systemisch, insofern als er häufig eine Familienangelegenheit ist.

Die Schmerzerfahrung ist also eine Mischung aus Körperempfindungen, Emotionen und Gedanken. Eine erfolgreiche Intervention muss daher oftmals auf alle drei Aspekte und sogar noch mehr eingehen. Das stimmt mit der Kontrollschrankentheorie des Schmerzes (im Englischen *Gate Control Theory*, Melzack & Wall 1965, 1982) überein. Ihr zufolge wandern Schmerzsignale vom Körper zum Hinterhorn des Rückenmarks und dann zu verschiedenen Gehirnarealen, und diese Schmerzsignale lassen sich durch bestimmte Arten der Körperstimulation sowie durch Veränderung von Gedanken oder von Aufmerksamkeit und emotionalen Reaktionen reduzieren.

Zum einen können Verletzungen chronischen Schmerz auslösen, zum anderen wird er aber auch durch gewohnheitsmäßige Anspannung, Körperhaltungen und Bewegungen verstärkt, die Gelenke und Wirbel abnutzen (Warren 2021). Wenn Sie zum Beispiel Ihren Nacken zum Schreiben beugen, kann das zu einer den Nacken belastenden Gewohnheitshaltung führen. Das schädigt die Wirbel und führt zu Schmerzen im Nacken, im oberen Rücken und in den Schultern. Sich dieser Körperhaltungen bewusst zu werden und sie regelmäßig zu korrigieren, kann die Grundursache chronischen Schmerzes lindern und einer weiteren Schädigung vorbeugen.

Dazu kommt noch: Energie+

Im Grunde ist alle Materie in verschiedenen Mustern angeordnete Energie oder *Tensegrity* (englisches Kofferwort aus *Tension*, Spannung, und *Integrity*, Ganzheit o. Zusammenhalt; Anm. d. Verlags) wie Buckminster Fuller (Fuller 1961) es nannte. Menschen und möglicherweise alle fühlenden Wesen sind in ihrem Kern Bewusstsein, Energie und Geist. Wir haben Werte und Überzeugungen, die sich ebenfalls in Mustern zeigen. Ein wesentlicher Aspekt der Behandlung ist es daher auch, auf diese drei Aspekte der Schmerzempfindungen einzugehen. Die Energetische Psychologie stellt die These auf, dass das Behandeln auf der Energieebene das Ganze miteinbezieht. Das heißt, wenn wir Schmerz behandeln, indem wir ihn beobachten und möglicherweise klopfen, dann behandeln wir ihn auf energetischer und außerdem auch auf chemischer, neurologischer, kognitiver, emotionaler und sozialer Ebene.

Der Wert des Schmerzes

Schmerz hat einen Wert: Er dient als Signal dafür, dass etwas falsch läuft und Aufmerksamkeit erfordert, geschützt und korrigiert werden muss. Das Gleiche gilt für unsere Emotionen. Jede Emotion ist ein Signal, aufmerksam zu sein. Furcht etwa informiert uns über eine Gefahr, Ärger bereitet uns darauf vor, zu kämpfen, Scham schützt uns davor, von der Gruppe ausgegrenzt zu werden, Traurigkeit fordert uns auf, zu trauern und so weiter.

Während akuter Schmerz einem nützlichen Zweck dienen kann, erfüllt chronischer Schmerz dieses Kriterium in vielerlei Hinsicht nicht. Es ist ein anhaltender, feststeckender Schmerz mit einer verwirrenden Botschaft, als wäre er ein akuter Schmerz, der dazu auffordert, den Bereich durch Ruhe zu schützen. Mitunter kann chronischer Schmerz einen Menschen auch dazu bringen, seine Aktivität bis zu dem Punkt zu reduzieren, an dem sich die Muskeln zurückbilden, oder sich gegen den Schmerz zu stemmen, sodass er sich verstärkt. Menschen können den Schmerz hassen, sich über ihn ärgern, sich wegen des Schmerzes wertlos fühlen und so weiter. Alle diese Faktoren spielen in das sogenannte *chronische Schmerzsyndrom* mit hinein. Im Folgenden stelle ich einige praktische Methoden vor, die Menschen in solchen Situationen helfen.

Protokolle zur Schmerzlinderung

Dreifacher-Erwärmer-3-(DE3-)Technik

Als eine Möglichkeit, die Schmerzlinderung zu fördern, kann man die Schmerzmerkmale und die damit verbundenen emotionalen Empfindungen aufmerksam beobachten und dabei bestimmte Akupunkturpunkte klopfen. Durch diesen Prozess verringern sich die Spannung und die Emotionen, die Schmerzerfahrung wird annehmbarer und lässt enorm nach, manchmal löst sie sich ganz auf. Dies ist mit der Dreifacher-Erwärmer-3-(DE3-) Technik zu erreichen. Dabei konzentrieren Sie sich auf den Schmerz, beobachten ihn in seinen verschiedenen Aspekten, entspannen sich in diese Empfindungen hinein und hören auf, sich gegen den Schmerz zu stemmen. Gleichzeitig halten, reiben oder klopfen Sie den Serienpunkt auf einem Handrücken zwischen den Mittelhandknochen des kleinen Fingers und des Ringfingers, während Sie Ihre Aufmerksamkeit auf den Atem richten und weiterhin das Schmerzniveau im Auge behalten. Zusätzlich nützt es, während des Klopfens die 4-8-Atmung zu praktizieren.

Üblicherweise beginnt die Schmerzintensität innerhalb weniger Minuten nachzulassen, und in vielen Fällen verschwindet der Schmerz komplett. Als Teil dieses Protokolls können Sie sich auch jeder der mit dem Schmerz einhergehenden Emotionen nacheinander zuwenden und dabei dieselbe Technik anwenden. Indem sich die Emotionen auflösen, löst sich auch der Schmerz auf.

Protokoll: DE3-Technik

1. Richten Sie Ihre Aufmerksamkeit auf den Schmerz, beschreiben Sie die mit ihm einhergehenden Bestandteile (etwa Lokalisation, Gestalt und Farbe) und stufen Sie seine Intensität auf der SUD-Skala von 0 bis 10 ein.
2. Behandeln Sie auf mögliche Umkehrung, indem Sie mehrmals die Handkante (HK) klopfen, den Serienpunkt (SP) auf dem Handrücken klopfen oder den Wunden Punkt (WP) auf der linken Seite der Brust reiben und dabei drei Mal sagen: „Obwohl ich diesen Schmerz habe, akzeptiere ich mich selbst und entscheide mich dafür, eine Linderung zu spüren.“ Falls erforderlich, ziehen Sie andere Umkehrungen in Betracht (wie in Kapitel 5 besprochen).
3. Klopfen Sie den Serienpunkt auf dem Handrücken (SP) ausgiebig und klopfen Sie zwischendurch unter dem Schlüsselbein (SB); wechseln Sie zwischen diesen Punkten hin und her, bis der Schmerz um zwei oder mehr SUD-Punkte nachgelassen hat.
4. Falls der Schmerz überhaupt nicht nachlässt, gehen Sie zurück zu Schritt 2 und wiederholen Sie die Sequenz. Falls der Schmerz nach fünf Minuten nicht nachlässt, ist dies vielleicht keine geeignete Behandlung für Ihren Schmerz, oder es liegt eine weitere Umkehrung

vor, die zu korrigieren ist. Auch z. B. das in Kapitel 5 besprochene Switching kann mit hineinspielen.

5. Als Nächstes führen Sie die 9G-Behandlungsserie durch, indem Sie mehrmals den Handrücken (SP) klopfen und dabei Folgendes tun: Augen schließen, Augen öffnen, nach links unten schauen, nach rechts unten schauen, die Augen im Uhrzeigersinn kreisen lassen, die Augen gegen den Uhrzeigersinn kreisen lassen, eine Melodie summen, bis fünf zählen und wieder summen.
6. Stufen Sie die Schmerzintensität wieder auf einer Skala von 0 bis 10 ein. Solange der Schmerz nachlässt, fahren Sie mit dieser Technik fort, bis kein oder nur wenig Schmerz übrig ist. Falls die Behandlung an irgendeinem Punkt stockt, weist dies auf eine Mini-Umkehrung hin. Behandeln Sie diese, indem Sie die Handkante (HK) klopfen und dabei drei Mal sagen: „Obwohl ich immer noch einen gewissen Schmerz habe, akzeptiere ich mich selbst und entscheide mich dafür, eine Linderung zu spüren." Gelegentlich muss die Behandlung mehrmals mit dem Fokus auf den Schmerz wiederholt werden bis zur vollständigen oder fast vollständigen Schmerzbefreiung.
7. Wenn das Schmerzniveau zwischen 0 und 2 liegt, führen Sie die Erweiterte Augenlinie (EAL) durch, um den Schmerz weiter zu reduzieren oder um die Behandlungswirkung abzurunden. Dafür klopfen Sie den Serienpunkt (SP) auf dem Handrücken, halten Ihren Kopf gerade und schauen nur mit den Augen zum Boden und lassen Ihre Augen dann langsam nach oben wandern in Richtung Decke. Atmen Sie tief ein, während Sie an die Decke schauen, schließen Sie die Augen und atmen Sie langsam aus. Führen Sie alternativ die Augenlinie (AL) von unten nach oben durch.
8. Nachbesprechung: Falls Sie mit einem Klienten arbeiten, zeigen Sie ihm, wie er das Protokoll zur Schmerzlinderung bei Bedarf selbst anwenden kann. Wichtig ist der Hinweis, dass es Zeit und viel Übung erfordern kann, bis er kompetent in der Technik ist.

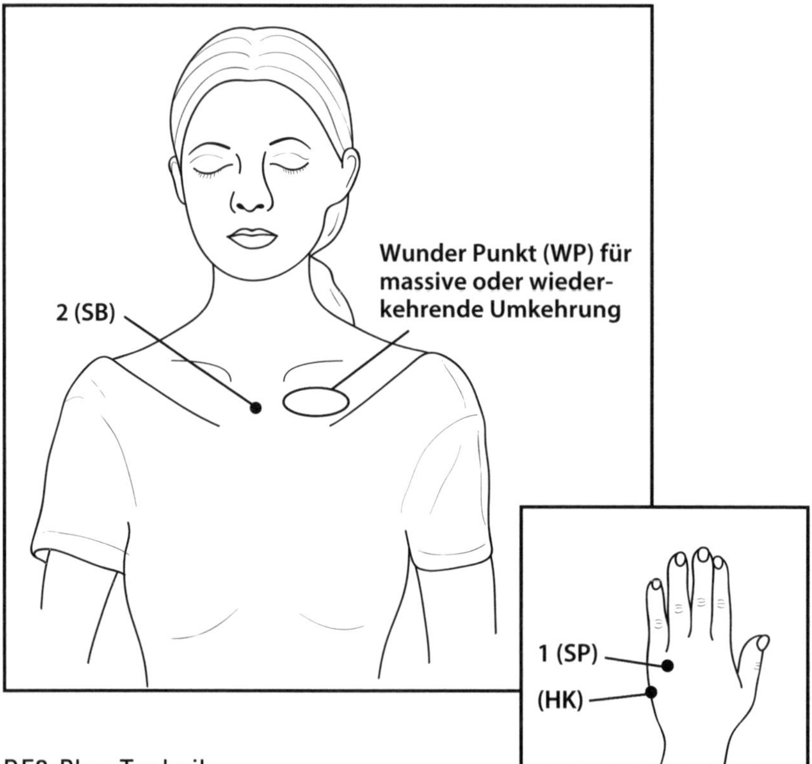

DE3-Plus-Technik

Wenn die DE3-Technik in ihrer Grundform nicht hilft, nützt es häufig, die Technik durch das Hinzufügen von Behandlungspunkten auszubauen. Dazu gibt es mehrere Möglichkeiten, etwa mit EFT, MET oder DE3-Plus. Die DE-3-Plus-Technik ähnelt der Grundform der DE-3-Technik, doch es werden ergänzend Behandlungspunkte aus der TFT mit hinzugenommen.

Protokoll: DE-3-Plus-Technik

1. Richten Sie Ihre Aufmerksamkeit auf den Schmerz, beschreiben Sie die mit ihm einhergehenden Bestandteile (etwa Lokalisation, Gestalt und Farbe) und stufen Sie seine Intensität auf der SUD-Skala von 0 bis 10 ein.

2. Behandeln Sie auf mögliche Umkehrung, indem Sie mehrmals die Handkante (HK) klopfen, den Serienpunkt (SP) auf dem Handrücken klopfen oder den Wunden Punkt (WP) auf der linken Seite der Brust reiben und dabei drei Mal sagen: „Obwohl ich diesen Schmerz habe, akzeptiere ich mich selbst und entscheide mich dafür, eine Linderung zu spüren." Falls erforderlich, ziehen Sie andere Umkehrungen in Betracht (wie in Kapitel 5 besprochen).
3. Klopfen Sie jede dieser Stellen mehrmals:
   - Augenbraue (AB)
   - Jochbein, unter dem Auge (JB)
   - Unter der Nase (UN)
   - Unter der Unterlippe (UL)
   - Unter dem Arm (UA)
   - Unter dem Schlüsselbein (SB)
   - Kleinfingernagel (KF)
   - Zeigefingernagel (ZF)
4. Falls der Schmerz überhaupt nicht nachlässt, gehen Sie zurück zu Schritt 2 und wiederholen Sie die Sequenz. Falls der Schmerz nach fünf Minuten nicht nachlässt, ist dies vielleicht keine geeignete Behandlung für Ihren Schmerz, oder es liegt eine weitere Umkehrung vor, die zu korrigieren ist. Auch z. B. das in Kapitel 5 besprochene Switching kann mit hineinspielen.
5. Als Nächstes führen Sie die 9G-Behandlungsserie durch, indem Sie mehrmals den Handrücken (SP) klopfen und dabei Folgendes tun: Augen schließen, Augen öffnen, nach links unten schauen, nach rechts unten schauen, die Augen im Uhrzeigersinn kreisen lassen, die Augen gegen den Uhrzeigersinn kreisen lassen, eine Melodie summen, bis fünf zählen und wieder summen.
6. Stufen Sie die Schmerzintensität wieder auf einer Skala von 0 bis 10 ein. Solange der Schmerz nachlässt, fahren Sie mit dieser Technik fort, bis kein oder nur wenig Schmerz übrig ist. Falls die Behandlung an irgendeinem Punkt stockt, weist dies auf eine

Mini-Umkehrung hin. Behandeln Sie diese, indem Sie die Handkante (HK) klopfen und dabei drei Mal sagen: „Obwohl ich immer noch einen gewissen Schmerz habe, akzeptiere ich mich selbst und entscheide mich dafür, eine Linderung zu spüren." Gelegentlich muss die Behandlung mehrmals mit dem Fokus auf den Schmerz wiederholt werden bis zur vollständigen oder fast vollständigen Schmerzbefreiung.

7. Wenn das Schmerzniveau auf 0 oder 2 ist, führen Sie die Augenlinie (AL) von unten nach oben durch, um den Schmerz weiter zu reduzieren oder um die Behandlungswirkung abzurunden. Dafür klopfen Sie den Handrücken (SP) und halten dabei den Kopf gerade. Sie schauen nur mit den Augen zum Boden und lassen Ihre Augen dann langsam in Richtung Decke wandern. Alternativ können Sie die Erweiterte Augenlinie (EAL) durchführen.
8. Nachbesprechung: Falls Sie mit einem Klienten arbeiten, zeigen Sie ihm, wie er das Protokoll zur Schmerzlinderung bei Bedarf selbst anwenden kann. Wichtig ist der Hinweis, dass es Zeit und viel Übung erfordern kann, bis er kompetent in der Technik ist.

Andere Überlegungen zur Behandlung

Beim Einsatz dieser Protokolle zur Reduzierung von Schmerzempfindungen sind einige Überlegungen wichtig. Falls ein traumatisches Ereignis in den Schmerzzustand mit hineinspielt, muss das Trauma mit den in Kapitel 6 vorgestellten Techniken begleitend behandelt werden, damit sich der Schmerz reduzieren lässt.

Zusätzlich sind mit dem körperlichen Schmerz häufig andere Emotionen, Gedanken und Überzeugungen verbunden. Verständlicherweise kann es sein, dass die Person den Schmerz verabscheut, er könnte ihr peinlich sein oder sie könnte sich deswegen schämen oder sich hoffnungslos, schuldig, wütend oder deprimiert fühlen. Da diese emotionalen Reaktionen den Schmerz verstärken können, ist es sehr sinnvoll, sie mithilfe einiger Umkehrungsaussagen und

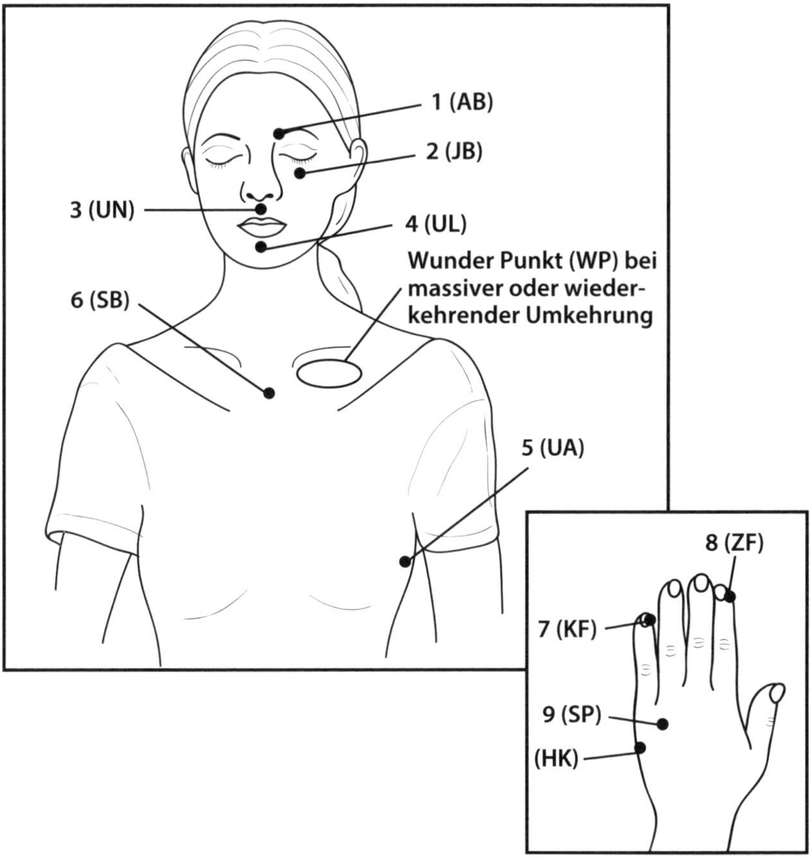

damit verbundenen Erinnerungssätzen (in Kursivdruck) zu reduzieren. Hier einige Beispiele:

- „Obwohl ich *den Schmerz hasse*, akzeptiere ich mich selbst und entscheide mich dafür, den Hass loszulassen."
- „Obwohl mir *der Schmerz peinlich ist*, akzeptiere ich mich selbst und entscheide mich dafür, die Verlegenheit loszulassen."
- „Obwohl ich mich *hoffnungslos fühle in Bezug auf den Schmerz*, akzeptiere ich mich selbst und bin offen für ein Wunder."

- „Obwohl ich mir *über den Schmerz Sorgen mache,* akzeptiere ich mich selbst und lasse ich meine Sorge los."
- „Obwohl ich mich *über den Schmerz ärgere,* akzeptiere ich mich selbst und entscheide mich dafür, den Ärger loszulassen."
- „Obwohl ich das Gefühl habe, dass *mein Leben vorüber ist wegen des Schmerzes,* akzeptiere ich mich selbst und entscheide mich, trotzdem ein gutes Leben zu haben."

Viele andere Techniken der Energetischen Psychologie, kognitive Techniken und Achtsamkeitstechniken für den Umgang mit chronischem Schmerz und seine Behandlung wurden in diesem Kapitel nicht angesprochen. Doch die hier besprochenen sind ziemlich effektiv und können sich als beträchtliche Hilfe erweisen. Außerdem ist hervorzuheben: Diese Techniken sind für den Umgang mit chronischem Schmerz bestimmt, der auf andere medizinische Behandlung nicht angemessen angesprochen hat. Sie sind kein Ersatz für medizinische Behandlungen wie Operationen, physikalische Therapie, transkutane elektrische Nervenstimulation (TENS), Medikamente, epidurale Injektionen, Hochfrequenzablation, Rückenmarkstimulation und andere medizinische Behandlungsansätze.

KAPITEL 8

Raus aus der Depression

Depression ist ein Gefühl der Leere und Hoffnungslosigkeit, wenn man den Blick auf die Zukunft richtet und nichts sieht.

ANONYM

Die Depressionsformel

Eindeutig spielen in die Entwicklung einer Depression zahlreiche Faktoren mit hinein. In erster Linie sind bestimmte Gehirnareale recht komplex an dem Prozess beteiligt, etwa Amygdala und Thalamus, die emotionale Reaktionen aktivieren und Bewusstheit und Wachheit steuern. Darüber hinaus löst der dorsale Ast des Vagusnervs einen Prozess des Erstarrens und Dichtmachens aus, der zu Rückzug aus sozialen Interaktionen und zu Schamgefühlen führt. Auch chemische Aspekte spielen in eine Depression mit hinein, etwa die Störung von Neurotransmittern wie Serotonin, Dopamin und Noradrenalin. Diese chemischen Stoffe leiten den im Nervensystem wirkenden elektrochemischen Strom. Zu wenig davon, und man wird träge oder desinteressiert, hoffnungslos und sogar ängstlich oder besorgt.

Doch was ist der ursprüngliche Auslöser einer Depression? In den meisten Fällen finden diese Veränderungen im Gehirn und die chemischen Veränderungen nicht in einem Vakuum statt. Es scheint, als müsse etwas den Depressionsball in Gang setzen, der dann den Abhang ins Tal hinunterrollt. Häufig wird eine Depression durch bestimmte Ereignisse, die sich in der jüngeren oder fernen Vergangenheit ereignet haben, ausgelöst. Diese Ereignisse sind in gewissem Maße traumatisch und mit einem tatsächlichen oder erwarteten

Verlust verbunden. Das kann der Tod eines geliebten Menschen sein, Arbeitslosigkeit, gesundheitliche Probleme, finanzielle Probleme und so weiter. Das Ereignis muss mit einem Verlust verbunden sein, der als ganz beträchtlich wahrgenommen wird. Denn eine Depression entsteht nicht einfach aus dem Ereignis selbst, sondern daraus, wie wir es *wahrnehmen* und *interpretieren*. Wenn jemand depressiv ist, hegt er negative Gedanken über den Verlust, die seine folgende emotionale Reaktion auslösen.

Eine Depression ist jedoch nicht nur ein Wirken äußerer Ereignisse. Äußere Faktoren mögen als Auslöser fungieren, doch eine Depression lässt sich nicht allein auf diese Faktoren reduzieren. Vielmehr ist sie ein komplexes Zusammenspiel von Elementen wie genetische Verletzlichkeit, Familiengeschichte, Erbfaktoren und Gehirnstruktur. Eine Depression kann auch ein Wirken unbewusster Gedanken und Wahrnehmungen sein. Wenngleich es viele miteinander in Wechselbeziehungen stehende Ursachen für eine Depression gibt, nimmt man auf dem Gebiet der Energetischen Psychologie an, dass die grundlegendste Ursache mit Gedanken und Energie zusammenhängt.

Unsere Gedanken tragen bestimmte Energiemarker, die die gesamte an einer Depression beteiligte Ursachenkette ablaufen lassen können. Eine Depression geht mit negativ geladenen Gedanken einher, die unseren Sinnen im ganzen Körper Botschaften übermitteln. Sogar allgemein als positiv geltende Gedanken können depressionsauslösende energetische Merkmale enthalten. An eine wunderbare Liebesbeziehung zu denken, die man in der Vergangenheit hatte, kann beispielsweise Gedanken des Verlustes und der Depression auslösen. Gedanken können Depressionsgefühlen sowohl vorausgehen als auch auf sie folgen, aber sie sind dennoch ein komplexer Aspekt der Depressionsformel. Daher gibt es zwar viele Ursachen für eine Depression, doch die Verbindung aus Gedanken und Energie scheint die grundlegendste zu sein.

Um diese Verbindung zwischen Gedanken und Emotionen zu veranschaulichen, stellen Sie sich so deutlich, wie Sie können, eine Zitrone vor – ihre Form, Größe und Farbe. Vielleicht bekommen Sie ein Gefühl dafür, wie sie sich in Ihrer Hand anfühlen würde. Stellen Sie sich jetzt vor, die Zitrone in zwei Teile zu schneiden und hineinzubeißen. Was geschieht? Falls Sie so sind wie die meisten Menschen, erleben Sie eine Reaktion im Mund – eine Reaktion, bei der Sie beim Essen saurer Nahrungsmittel das Gesicht zusammenziehen. Vielleicht zucken Sie zusammen und spannen Sie die Gesichtsmuskeln an, vielleicht lächeln Sie. Allein der Gedanke an die Zitrone aktiviert diese körperlichen Empfindungen. Er aktiviert auch positive oder negative emotionale Reaktionen, je nachdem, ob Sie saure Lebensmittel mögen oder nicht. Doch wo ist die Zitrone? Sie ist lediglich ein Gedanke in Ihrem Geist.

Näherliegend für die Klopfakupressur wäre eine traumatische Erinnerung. Sobald Sie sich auf die Erinnerung einstimmen (die eine Gedankenform ist), entweder bewusst oder infolge einer unbewussten Neurozeption, erleben Sie eine emotionale Reaktion. Dies könnte Panik sein, Dissoziation, Scham, Depression oder irgendeine Kombination davon. Nach dem Klopfen und nach der Neutralisierung der emotionalen Reaktion plagt die Erinnerung Sie nicht mehr. Die Erinnerung ist noch da, aber sie ist weniger deutlich, weniger bedeutsam und auf jeden Fall in der Vergangenheit. Sie geraten nicht mehr in Panik, dissoziieren nicht mehr, schämen sich nicht mehr und fühlen sich nicht mehr depressiv. Diese Veränderungen lassen sich zwar neurologisch erklären (da spielen die Hypothalamus-Hypophysen-Nebennierenrindenachse und der dorsale Vaguskomplex mit hinein), in der Energetischen Psychologie aber werden diese Veränderungen energetisch betrachtet. Insbesondere traumaassoziierte belastende Emotionen rühren, so nimmt man an, von in der Erinnerung enthaltenen energetischen Markern her. Das heißt, die Belastung resultiert nicht aus der Erinnerung selbst. Diese energetischen Marker, die Callahan als *Störungen* (im Englischen *Perturbations*) bezeichnete, zusammenfallen zu lassen, neutralisiert somit den dem Trauma zugrunde liegenden Stress.

Derselbe Prozess trifft auf jeden emotionalen Zustand zu, einschließlich Depression. Wenn jemand deprimiert ist, kann er entmutigend über das Leben denken, er kann Hoffnungslosigkeit, Nihilismus und Suizidgedanken erleben. Diese Gedanken haben eine Auswirkung wegen der Störungen, nicht ausschließlich wegen der Gedanken an sich. Jemand, der nicht deprimiert ist, könnte die gleichen Gedanken hegen, aber sie wären „leer", ohne emotionale Ladung. Darüber hinaus neigen Menschen mit einer Depression oft zu Verhaltensweisen, die den depressiven Affekt weiter verstärken. Sie blasen etwa Trübsal, ziehen sich zurück, haben gewohnheitsmäßig eine schlaffe Körperhaltung und meiden sozialen Austausch.

Mit diesen Faktoren im Hinterkopf könnte die Depressionsformel so lauten:

1. In der Ursprungsfamilie gibt es eine genetische Disposition.
2. Es kommt zu einem Verlust oder einem belastenden Ereignis.
3. Man hat häufig beunruhigende Gedanken über dieses Ereignis.
4. Die Gedanken sind beunruhigend, weil sie bestimmte Marker für zerrissene Energie enthalten (Perturbationen).
5. Bestimmte an Emotionen beteiligte Gehirnareale werden durch die zerrissene Energie in den Gedanken weiter aktiviert, negative Emotionen hervorzurufen.
6. Neurochemische Stoffe geraten aus dem Gleichgewicht, weil sie durch den Prozess der zerrissenen oder verstörten Gedanken aufgebraucht werden.
7. Es kann zu verschiedenen Verhaltensweisen und sozialen Interaktionen kommen, die diese Ereigniskette weiter verstärken. Jemand bläst dann etwa Trübsal, meidet Sozialkontakte, hat einen bedrückten Gesichtsausdruck, seine Bewegungen zeugen von Niedergeschlagenheit und so weiter.
8. Jetzt haben wir eine ziemliche Depression.

Depressionen herausklopfen

Natürlich reden wir hier über die Theorie und wir haben eine recht ausführliche Theorie über Energiesysteme und Emotionen. Doch wichtig zu wissen ist: Wenn jemand deprimiert ist, ist das Energiesystem aus dem Gleichgewicht und es lässt sich durch EP-Techniken wie Klopfakupressur wieder ausbalancieren. Diese Behandlungen dienen dazu, die grundlegendste Ursache einer Depression zu beseitigen, die im energetischen Bereich angesiedelt ist. Indem Sie bestimmte Energiepunkte auf bestimmte Arten und Weisen klopfen, werden die negativen energetischen Merkmale in den Gedanken beseitigt, Ihr Energiesystem kommt ins Gleichgewicht und die Depression wird gelindert. Stellen Sie sich eine Depression als von einem Energiefeld erzeugt vor – ähnlich wie die magnetischen Abdrücke auf einer Computerfestplatte, mit der Sie Informationen speichern und abrufen können. Durch Klopfen stimulieren Sie das Energiesystem, wodurch dieses Feld gestört und gelöscht wird, was auch die Depression auslöscht.

Die Wirksamkeit dieser Technik wird von zahlreichen Untersuchungen bestätigt. Wie eine Metaanalyse von zwanzig qualitativ hochwertigen wissenschaftlichen Studien ergab, reduzierte Klopfakupressur Depressionen wirksam bei vielen Bevölkerungsgruppen und unter vielen Rahmenbedingungen. Dabei wirkte Klopfakupressur gleichwertig oder besser als übliche Behandlungen und aktive Behandlungskontrollen. Darüber hinaus blieb die Wirkung hoch, unabhängig davon, ob die Behandlung in Gruppen oder in Einzelarbeit durchgeführt wurde, und diese Erfolge waren dauerhaft (Nelms & Castel 2016).

In Anbetracht dieser Gedanken-Energie-Verbindung gibt es natürlich noch eine andere wichtige Behandlungskomponente: Die Fähigkeit, zu erkennen, wenn Sie Gedanken hegen, die fester Bestandteil der Depression sind – und dann über sie hinauszugehen und sie loszulassen. Hierbei ist zu beachten, dass das Loslassen negativer Gedanken nicht bedeutet, sie zu unterdrücken. Solange Sie sie unterdrücken, versuchen Sie lediglich, den Gedanken aus Ihrem Bewusstsein zu drängen, doch Sie halten den Gedanken für wahr und glauben, dass er Macht über Sie hat. Loslassen hingegen geht mit einem neuen Verständnis einher. Sie können dann die Gedanken-Energie-Verbindung als die wahre Ursache der Depression erkennen.

Indem Sie den depressiven Gedanken gestatten, sich zu verflüchtigen, erkennen Sie, dass sie überhaupt nicht wahr waren, sondern eine verzerrte Denkweise über Ihr Leben und Sie selbst. Diese Gedanken erschienen nur wahr, weil Ihr emotionales Energiesystem zerrissen war. Im Kern waren diese Gedanken ein Trugbild oder eine Illusion, und Sie wurden von diesen Illusionen befreit, *desillusioniert*. Das heißt nicht, dass in Ihrem Leben nichts Unerwünschtes geschieht oder geschehen ist, das kann durchaus der Fall sein. Doch Depression ist etwas anderes, es ist eine Wirkungsweise Ihrer Gedanken, die Störungen in Ihrer emotionalen Energie hervorruft. Indem Sie sich der Verbindung zwischen Gedanken und Gefühlen immer bewusster werden, brauchen Sie im Laufe der Zeit vielleicht nicht einmal mehr zu klopfen. Irgendwann entwickeln Sie die Fähigkeit, von einem Stresszustand in einen Zustand der inneren Sicherheit und heiteren Gelassenheit zu wechseln, ganz einfach, indem Sie Ihren momentanen Zustand erkennen und sich zu einer gesund funktionierenden Psyche hinaufbewegen.

Marks Depression

Mark war über sechs Monate lang depressiv gewesen, und zwar wegen etlicher Punkte in seinem Leben: Kurz vorher war die Beziehung mit seiner langjährigen Freundin auseinandergegangen, außerdem war er unzufrieden mit seinem Arbeitsplatz und ratlos, wo es in seiner beruflichen Laufbahn hingehen sollte. Sein Arzt hatte ihm Antidepressiva verschrieben, doch Mark fand, dass sie nicht halfen. Er war nie vorher bei der Psychotherapie gewesen, deshalb beschloss er, sie auszuprobieren. Als ich Mark das erste Mal sah, setzte ich das Beck-Depressions-Inventar (BDI) an, ein Instrument mit 21 Punkten, das die Hauptsymptome einer Depression abfragt: Schlaflosigkeit, depressive Stimmung, Energiemangel, Erschöpfung, Suizidgedanken und so weiter. Seine Ergebnisse wiesen auf eine schwere Depression hin.

Nachdem wir über die verschiedenen in Marks Depression hineinspielenden Themen gesprochen hatten, beriet ich ihn zu den möglichen Vorteilen der Klopfakupressur. Ich erklärte, Antidepressiva könnten zwar helfen, doch würden Depressionen häufig von negativen Gedanken hervorgerufen, die wir über Ereignisse in unserem Leben hegten, und dass diese Gedanken einen elektrischen Aspekt hätten, der sich mit bestimmten Techniken recht schnell lindern lasse. Ich betonte allerdings auch, dass er üben müsse, sich nicht in depressionserzeugenden Gedanken zu verfangen. Dafür schlug ich ihm eine Methode vor, bei der er mit Erinnerungshilfen (Haftnotizen an verschiedenen Orten in seinem Umfeld, etwa im Auto und bei ihm zu Hause) deprimierende Gedanken bereits im Keim erstickte. Zudem schlug ich ihm vor, eine Klopfroutine anzuwenden (die ich im nächsten Abschnitt beschreibe). Wir sprachen darüber, dass eine weitere Fokussierung auf diese negativen Themen zu energetischen und chemischen Ungleichgewichten führen und sein Nervensystem negativ beeinflussen würde. Diesen Rat nahm sich Mark zu Herzen.

Als Nächstes forderte ich ihn auf, sich auf die Depressionsgefühle zu konzentrieren und sie auf einer Skala von 0 bis 10 einzustufen. Zu dem Zeitpunkt stufte er sie bei 8 ein. Ich bat ihn auch, zu beschreiben, wie sich seine Depression anfühlte. Er sagte, sie fühle sich an wie ein Brennen im Gesicht, eine Enge im Hals und ein Gefühl der Leere in Brust und Magen. Während Mark die Lokalisationen und die Intensität dieser Empfindungen beobachtete, ließ ich ihn seinen Handrücken am DE-3-Punkt klopfen (also dem Serienpunkt zwischen den Mittelhandknochen des kleinen Fingers und des Ringfingers).

Nach einigen Minuten ohne eine merkliche Veränderung seiner Gefühle erschien es möglich, dass eine psychische Umkehrung die Wirkung dieser Behandlung blockierte. Darum wies ich ihn an, weiter zu klopfen und dabei mehrmals zu wiederholen: „Ich akzeptiere mich selbst mit diesen Depressionsempfindungen in Gesicht, Hals, Brust und Magen.“ Innerhalb von Sekunden empfand er eine gewisse Erleichterung. Bald darauf waren die Gefühle auf 5 zurückgegangen. Ich ließ ihn mehrmals unter dem Schlüsselbein klopfen und dann wieder zum DE-3-Punkt zurückkehren. Dies kombinierte ich mit einigen anderen Behandlungen und innerhalb mehrerer Minuten lösten sich die Depressionsempfindungen auf.

Nachdem wir das Klopfen beendet hatten, betonte ich noch einmal, wie wichtig es ist, sich nicht in depressives Denken zu verwickeln, und wiederholte die Klopfbehandlung, die wir durchgeführt hatten, damit er sie bei Bedarf im Laufe der Woche wiederholen konnte. Als Mark eine Woche später zu seiner Sitzung kam, waren merkliche Verbesserungen im BDI erkennbar. Er war nicht mehr schwer depressiv, wenngleich eine leichte Depression noch offensichtlich war. Wir wiederholten die Behandlungen aus der Vorwoche, und die restliche Depression löste sich in der Sitzung auf. Bei seinem nächsten Termin ergab das BDI keinen Hinweis einer klinischen Depression mehr, und Mark staunte ziemlich, was sich in so kurzer Zeit ereignet hatte. „Das ist beeindruckend!“, rief er aus.

Schließlich kontaktierte ich Marks Arzt zum Behandlungsfortschritt, woraufhin dieser die Antidepressiva reduzierte und sie schließlich absetzte. Im Laufe mehrerer Monate hatten wir einige Folgetermine, und weil die Depression nicht wieder auftrat, wurde die Behandlung mit der Abmachung beendet, Mark könne für eine weitere Behandlung wiederkommen, falls dies nötig werden sollte. Ein Telefontermin sechs Monate später ergab, dass seine Depression nicht wieder aufgetreten war. Mark ging es recht gut.

DE-3-Technik

Ähnlich wie bei der Behandlung für chronischen Schmerz gibt es eine EP-Grundbehandlung für Depression, nämlich die DE-3-Technik. Dabei stimmt man sich auf die körperlichen Empfindungen ein, die mit der Depression einhergehen, beobachtet diese Empfindungen in ihren verschiedenen Bestandteilen (etwa ihrer Lokalisation, Gestalt und Farbe) und klopft dann gleichzeitig zwischen den Mittelhandknochen des kleinen Fingers und des Ringfingers auf einem der beiden Handrücken (den Serienpunkt), während man auf die Atmung achtet und weiterhin das SUD-Niveau beobachtet.

Protokoll: DE-3-Technik

1. Richten Sie Ihre Aufmerksamkeit auf die mit der Depression einhergehenden Empfindungen – beschreiben Sie sie detailliert – und stufen Sie Ihre Depression auf der SUD-Skala zwischen 0 und 10 ein.
2. Behandeln Sie auf mögliche Umkehrung, indem Sie die Handkante (HK) klopfen oder den Serienpunkt (SP) auf dem Handrücken zwischen den Mittelhandknochen des kleinen Fingers und des Ringfingers und dabei drei Mal sagen: „Ich akzeptiere mich selbst zutiefst, obwohl ich depressiv bin“, oder auch: „Ich akzeptiere mich selbst mit diesen Depressionsempfindungen (*die Empfindungen spezifizieren*).“
3. Klopfen Sie ausgiebig den Handrücken (SP) und klopfen Sie gelegentlich unter dem Schlüsselbein (SB), während Sie die Depressionsempfindungen weiter beobachten. Erwägen Sie, die 4-8-Atmung durchzuführen.
4. Stufen Sie Ihre Depression wieder ein. Falls sie um mindestens zwei Punkte zurückgegangen ist, gehen Sie zum nächsten Schritt

weiter. Falls nicht, gehen Sie zu Schritt 2 zurück und durchlaufen Sie die Sequenz noch einmal. Falls nach drei Anläufen kein Rückgang stattgefunden hat, ist das vielleicht keine geeignete Behandlung für Ihre Depression, oder es ist eine weitere Umkehrung zu korrigieren. (Siehe Kapitel 5 für Einzelheiten.)

5. Führen Sie als Nächstes die 9G-Behandlungsserie durch, indem Sie wiederholt auf den Handrücken (SP) klopfen und dabei Folgendes tun: Augen schließen, Augen öffnen, nach links unten schauen, nach rechts unten schauen, die Augen im Uhrzeigersinn kreisen lassen, die Augen gegen den Uhrzeigersinn kreisen lassen, eine Melodie summen, bis fünf zählen und dann wieder summen.
6. Klopfen Sie dann erneut den Serienpunkt auf dem Handrücken (SP) und unter dem Schlüsselbein (SB). Erwägen Sie außerdem, die 4-8-Atmung noch einmal durchzuführen.
7. Stufen Sie wieder den Grad Ihrer Depression auf einer Skala von 0 bis 10 ein. Solange die Depression nachlässt, fahren Sie mit der Sequenz fort, bis nichts mehr davon übrig ist. Falls die Behandlung an irgendeinem Punkt stockt, weist dies auf eine Mini-Umkehrung hin. Behandeln Sie diese, indem Sie den Handrücken (SP) oder die Handkante (HK) klopfen und dabei drei Mal sagen: „Ich akzeptiere mich selbst zutiefst, obwohl ich diese Depression noch ein Stück weit habe.“ Gelegentlich muss die Behandlung mehrmals wiederholt werden, bis Sie eine vollständige Befreiung verspüren.
8. Wenn das Depressionsniveau auf 0 bis 2 zurückgegangen ist, führen Sie die Augenlinie (AL) von unten nach oben durch, um die Belastung weiter zu senken oder um die Behandlungswirkung abzurunden. Klopfen Sie dafür den Handrücken (SP), halten Sie den Kopf gerade und schauen Sie nur mit den Augen auf den Boden; lassen Sie dann Ihren Blick langsam und gleichmäßig zur Decke wandern.
9. Hinterfragen Sie Ihre Ergebnisse, indem Sie versuchen, die Depressionsgefühle wieder herzuholen. Falls Sie sich deprimiert

fühlen können, setzen Sie die Klopfroutine fort. Falls Sie sich nicht deprimiert fühlen können, gehen Sie weiter zum nächsten Schritt.

10. Wenden Sie das Verfahren zur Ergebnisprojektion (VEP) an. Klopfen Sie dafür den Handrücken (SP) und festigen Sie dabei die Überzeugung in sich, dass Sie sich auch weiterhin wohlfühlen. Überprüfen Sie beim Klopfen immer wieder den Grad Ihrer Überzeugung (wobei die Überzeugung bei 10 am stärksten ist).
11. Falls die Depressionsgefühle zu einem späteren Zeitpunkt noch einmal auftreten, wiederholen Sie diese Behandlungen. Mit der Zeit sollten die Depressionssymptome seltener auftreten.
12. Nachbesprechung: Falls Sie mit einem Klienten arbeiten, zeigen Sie ihm, wie er das Protokoll zwischen den Sitzungen anwenden kann. Wichtig ist der Hinweis, dass es dauern und viel Übung erfordern kann, bevor er in dieser Technik kompetent wird.

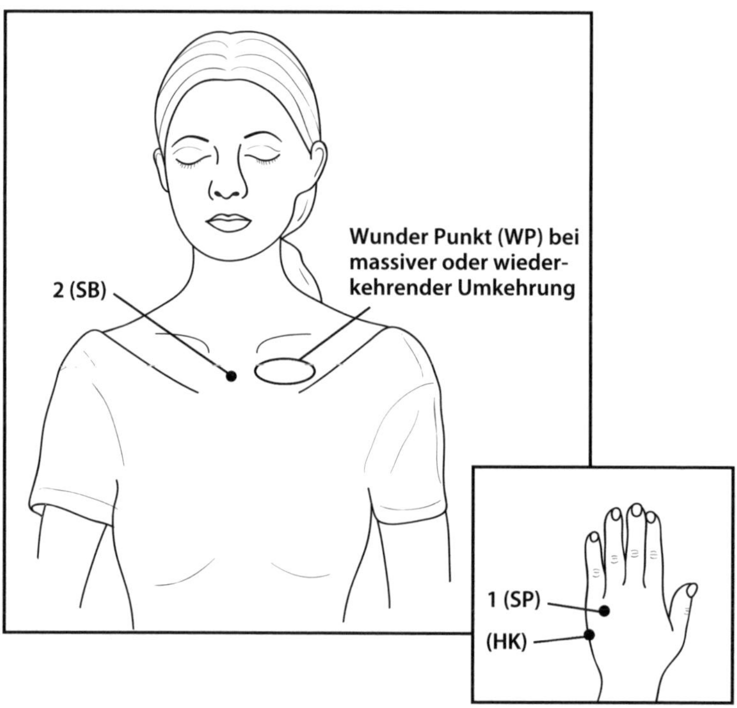

Wenn DE-3 nicht genügt

Wenn DE-3 die Depression nicht erheblich erleichtert oder lindert, kann das an Switching oder einem anderen Grad an psychischer Umkehrung liegen, die zu korrigieren sind, bevor die Depressionsbehandlung wirkt. In anderen Fällen liegt es jedoch nicht an einer Umkehrung. Vielmehr ist dann das Energiesystem umfassender gestört, was mehr Behandlungspunkte erfordert. In diesem Fall können Sie zusätzliche Behandlungspunkte aus TFT-, EFT- oder MET-Protokollen kombinieren, um auf die verschiedenen emotionalen und kognitiven Aspekte einzugehen, die sich in Bezug auf die Depression zeigen. Diese Aspekte können unterschiedliche Emotionen umfassen – wie Scham, Traurigkeit und Wertlosigkeit – sowie die Gedanken, schmerzlichen Erinnerungen und Überzeugungen, die diesen Emotionen zugrunde liegen. Im nachstehenden Protokoll werden die TFT- und DE-3-Punkte genutzt.

Protokoll: TFT und DE-3

1. Richten Sie Ihre Aufmerksamkeit auf die Empfindungen, die mit der Depression einhergehen – beschreiben Sie sie detailliert – und stufen Sie Ihre Depression auf der SUD-Skala zwischen 0 und 10 ein.
2. Behandeln Sie auf mögliche Umkehrung, indem Sie die Handkante (HK) klopfen oder den Serienpunkt (SP) auf dem Handrücken zwischen den Mittelhandknochen des kleinen Fingers und des Ringfingers und dabei drei Mal sagen: „Ich akzeptiere mich selbst zutiefst, obwohl ich depressiv bin“, oder: „Ich akzeptiere mich selbst mit diesen Depressionsempfindungen (*hier die Empfindungen spezifizieren*).“
3. Während Sie sich leicht auf die Depressionsempfindungen konzentrieren, klopfen Sie mehrfach die folgenden Punkte; erwägen Sie, nach der Klopfsequenz die 4-8-Atmung durchzuführen:
   - Augenbraue (AB)
   - Jochbein, unter dem Auge (JB)

- Unter der Nase (UN)
- Unter der Unterlippe (UL)
- Unter dem Arm (UA)
- Unter dem Schlüsselbein (SB)
- Kleinfingernagel (KF)
- Zeigefingernagel (ZF)

4. Identifizieren Sie nach Abschluss der obigen Sequenz die Stellen der Meridianpunkte auf dem Handrücken (SP) und unter dem Schlüsselbein (SB). Beobachten Sie wieder die Depressionsempfindungen und klopfen Sie dabei den Handrücken (SP) ausgiebig, bis Sie ein Nachlassen der Depression wahrnehmen. Klopfen Sie dann mehrmals unter dem Schlüsselbein (SB). Erwägen Sie, die 4-8-Atmung durchzuführen.
5. Stufen Sie Ihre Depression erneut ein. Falls sie nicht nachgelassen hat, gehen Sie zurück zu Schritt 2 und durchlaufen Sie die Sequenz noch einmal. Beharrlichkeit zahlt sich in der Regel aus.
6. Führen Sie als Nächstes die 9G-Behandlungsserie durch, indem Sie immer wieder den Handrücken (SP) klopfen und dabei Folgendes tun: Augen schließen, Augen öffnen, nach links unten schauen, nach rechts unten schauen, die Augen im Uhrzeigersinn kreisen lassen, die Augen gegen den Uhrzeigersinn kreisen lassen, eine Melodie summen, bis fünf zählen und dann wieder summen.
7. Wiederholen Sie die Klopfpunkte und erwägen Sie, nach der Klopfsequenz die 4-8-Atmung durchzuführen:
   - Augenbraue (AB)
   - Jochbein, unter dem Auge (JB)
   - Unter der Nase (UN)
   - Unter der Unterlippe (UL)
   - Unter dem Arm (UA)
   - Unter dem Schlüsselbein (SB)
   - Kleinfingernagel (KF)
   - Zeigefingernagel (ZF)

8. Stufen Sie erneut den Grad Ihrer Depression auf einer Skala von 0 bis 10 ein. Solange er sinkt, fahren Sie mit der Sequenz fort, bis das Depressionsniveau zwischen 0 und 2 liegt. Falls die Behandlung an irgendeinem Punkt stockt, klopfen Sie die Handkante (HK) und sagen Sie dabei drei Mal: „Ich akzeptiere mich selbst zutiefst, obwohl ich diese Depression noch ein Stück weit habe." Gelegentlich muss die Behandlung mehrmals wiederholt werden, bis Sie eine wesentliche oder vollständige Befreiung verspüren.
9. Wenn das Depressionsniveau auf 0 bis 2 zurückgegangen ist, führen Sie die Augenlinie (AL) von unten nach oben durch, um die Belastung weiter zu senken oder um die Behandlungswirkung abzurunden. Klopfen Sie dafür den Handrücken (SP), halten Sie den Kopf gerade und schauen Sie nur mit den Augen auf den Boden; lassen Sie dann Ihren Blick langsam und gleichmäßig zur Decke wandern. Führen Sie alternativ die Erweiterte Augenlinie (EAL) durch.
10. Hinterfragen Sie Ihre Ergebnisse, indem Sie versuchen, die Depressionsgefühle wieder herzuholen. Falls Sie sich deprimiert fühlen können, setzen Sie die Klopfroutine fort. Falls Sie sich nicht deprimiert fühlen können, gehen Sie weiter zum nächsten Schritt.
11. Wenden Sie das Verfahren zur Ergebnisprojektion (VEP) an. Klopfen Sie dafür den Handrücken (SP) und festigen Sie dabei in sich die Überzeugung, dass Sie sich auch weiterhin wohlfühlen. Überprüfen Sie beim Klopfen immer wieder den Grad Ihrer Überzeugung (wobei die Überzeugung bei 10 am stärksten ist).
12. Falls die Depressionsgefühle zu einem späteren Zeitpunkt noch einmal auftreten, wiederholen Sie diese Behandlungen. Mit der Zeit sollten die Depressionssymptome seltener auftreten.
13. Nachbesprechung: Falls Sie mit einem Klienten arbeiten, zeigen Sie ihm, wie er das Protokoll zwischen den Sitzungen anwenden kann. Wichtig ist der Hinweis, dass es dauern und viel Übung erfordern kann, bevor er in dieser Technik kompetent wird.

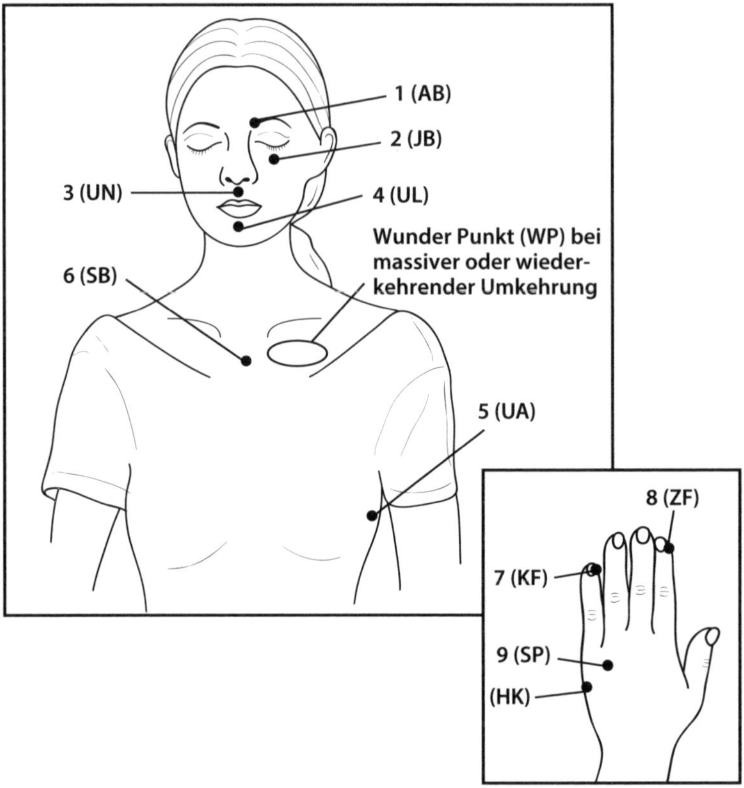

Weitere Überlegungen zur Behandlung

Wenn Klopfakupressur zur Behandlung von Depressionen eingesetzt wird, sind mehrere Überlegungen wichtig. Falls ein traumatisches Ereignis in die Depression hineinspielt, muss das Trauma gelindert werden, damit Klienten einen signifikanten Rückgang der Depressionssymptome erleben können. Außerdem sind andere Emotionen, Gedanken und Überzeugungen in der Regel ein wesentlicher Bestandteil einer Depression, etwa Gefühle von Hoffnungslosigkeit, Ärger, schwachem Selbstwert, Anhedonie (eine eingeschränkte Fähigkeit, Genuss zu empfinden), Gedanken an Tod oder Selbsttötung, verringerte Libido, Erschöpfung und Reizbarkeit. Das Angehen der allgemeinen Depressionsempfindung mag zwar erhebliche Erleichterung bringen, doch vielleicht müssen Sie die Behandlung auch auf konkrete Bestandteile richten. Hier einige Umkehrungsaussagen und dazugehörige Erinnerungssätze (in Kursivdruck) zur Behandlung dieser Bestandteile:

- „Obwohl ich mich *deprimiert fühle*, akzeptiere ich mich selbst und entscheide mich dafür, die Depression loszulassen."
- „Obwohl ich mich *hoffnungslos fühle*, akzeptiere ich mich selbst und bin offen für ein Wunder."
- „Obwohl ich *wütend auf mich selbst bin*, akzeptiere ich mich selbst und entscheide mich dafür, die Wut loszulassen."
- „Obwohl ich *keinen Genuss empfinde*, akzeptiere ich mich selbst und entscheide mich dafür, Genuss zu empfinden."
- „Obwohl ich *ein schwaches Selbstwertgefühl habe*, akzeptiere ich mich selbst und entscheide mich dafür, mich besser zu fühlen."
- „Obwohl ich *Selbsttötungsgedanken habe*, akzeptiere ich mich selbst und entscheide mich dafür, Selbsttötungsgedanken loszulassen." (Wichtiger Hinweis: Hoffnungslosigkeit und Selbsttötungsgedanken sind häufig lebensgefährdende Symptome, die am besten in einer sicheren und geschützten Umgebung behandelt werden.)
- „Obwohl ich mein *sexuelles Verlangen verloren* habe, akzeptiere ich mich selbst und bin offen für ein Wunder."
- „Obwohl ich *Erschöpfung und einen Motivationsverlust empfinde*, akzeptiere ich mich selbst und entscheide mich dafür, die Erschöpfung loszulassen."
- „Obwohl ich mich *gereizt fühle*, akzeptiere ich mich selbst und bin offen für ein Wunder."

Ich habe in diesem Kapitel zwar detaillierte Klopfprotokolle vorgestellt, die sich in der Behandlung von Depressionen als wirksam erwiesen haben, doch nicht immer reicht Selbsthilfe aus. Wenn Sie feststellen, dass Sie diese Anregungen nutzen konnten, um eine Depression zu lindern, wunderbar! Falls sich die Behandlungen jedoch als nicht ausreichend erwiesen haben, rate ich Ihnen dringend, dies nicht als Hinweis darauf zu verstehen, dass es keine wirksame Hilfe gibt. Depressionen sind in hohem Maß behandelbar, darum ermuntere ich Sie, Kontakt zu einer qualifizierten Fachkraft für geistige Gesundheit aufzunehmen, insbesondere einer Fachkraft, die Sie mit dem in diesem Buch besprochenen EP-Ansatz unterstützen kann.

KAPITEL 9

Angst und Phobien lindern

Es gibt nichts zu fürchten außer der Furcht selbst.

FRANKLIN D. ROOSEVELT

Auch wenn sich Furcht und Angst in vielerlei Hinsicht ähneln, unterscheiden sie sich doch auch ziemlich. Furcht ist eine Reaktion auf eine reale und drohende Gefahr. Sie versetzt das autonome Nervensystem des Körpers in Alarmbereitschaft und aktiviert so die Kampf-Flucht-Erstarrungsreaktion als ein Mittel, um uns auf den Umgang mit der Gefahr vorzubereiten. Angst hingegen ist vor allem eine mentale Aktivität, die mit Sorge, Anspannung und Wachsamkeit einhergeht und in Bezug auf eine mögliche künftige Gefahr auftritt. Doch der Körper reagiert auf Angst insofern ähnlich, als er ebenfalls die Stressreaktion auslöst und uns so auf Kampf, Flucht oder Erstarren vorbereitet.

Es gibt zwar viele Arten von Angststörungen, doch in diesem Kapitel konzentriere ich mich auf generalisierte Angststörung (GAS), Panikstörung, Trennungsangststörung und mehrere Formen von Phobien. Ich beschreibe die spezifischen Merkmale jeder Beschwerde und biete Ihnen dazu mehrere allgemeine Klopfprotokolle an.

Generalisierte Angststörung (GAS)

Die GAS umfasst anhaltende, unkontrollierbare und chronische Sorge wegen Alltagsereignissen. Menschen mit diesem Leiden haben häufig Symptome wie

Unruhe, Nervosität, Erschöpfung, Konzentrationsschwierigkeiten, Erinnerungslücken, Reizbarkeit, Muskelverspannungen und Schlafprobleme. Das durchschnittliche Erkrankungsalter liegt bei 30 Jahren, viele Menschen mit GAS geben jedoch an, sie seien schon ihr ganzes Leben lang ängstlich. In der Tat ist die Erkrankung oftmals chronisch, wenngleich die Intensität im Laufe des Lebens tendenziell variiert. Der Prozentsatz einer kompletten Rückbildung ist ohne Behandlung eher niedrig. Doch mit gezielten Behandlungen wie Klopfakupressur ist GAS in den Griff zu bekommen und lässt sich sogar auflösen.

Eine detaillierte Überprüfung der Forschung bestätigt die positive Wirkung der Energetischen Psychologie und der Klopfakupressur bei der Behandlung von Angst und verwandten Erkrankungen. In einer Studie mit über 5.000 Patienten stellte man bei 90 Prozent der Teilnehmer eine positive Reaktion fest und bei 76 Prozent davon eine völlige Beseitigung der Symptome mittels Energetischer Psychologie. Im Vergleich dazu wurde bei 63 Prozent der Teilnehmer eine positive Reaktion und bei 51 Prozent eine völlige Beseitigung der Symptome ermittelt, wenn mit kognitiver Verhaltenstherapie und Medikamenten behandelt wurde (Andrade & Feinstein 2004).

Wenn Sie Klopftechniken bei GAS einsetzen, stimmen Sie sich zuerst auf die Angstempfindungen ein und wenden dann TFT, EFT oder MET an, um das Nervensystem zu beruhigen. Dann können Sie alle mit der Angst verbundenen Erinnerungen oder Sorgen ins Visier nehmen. Ein Beispiel: Die GAS ist vielleicht mit einem traumatischen Ereignis verknüpft, und die Person macht sich möglicherweise Sorgen, dass ähnliche Ereignisse in naher Zukunft wieder eintreten könnten. Es können auch Sorgen vorhanden sein, die mit früheren Geschehnissen nichts zu tun haben, die aber trotzdem von ängstlicher Beklommenheit geprägt sind. So wirken sich Sorgen oftmals aus, wenn wir uns ständig fragen: „Wann kommt der nächste Hammer?" Indem Sie sich auf diese Erinnerungen und Sorgen einstimmen und dazu klopfen, werden die emotionalen Aspekte des Gedankens entkoppelt und neutralisiert. Das ist ein *Bottom-up-* und ein *Top-down-*Prozess. Angst, ein autonom viszeraler Zustand, kann damit verbundene Gedanken und Erinnerungen auslösen (von unten nach oben, *Bottom Up*) und Gedanken und Erinnerungen können Angst auslösen (von oben nach unten, *Top Down*). Um gründlich zu sein, müssen Sie die Angst von beiden Richtungen her behandeln.

Nachstehend ein modifiziertes Protokoll auf der Grundlage von EFT, jedoch können auch andere Protokolle gut wirken. Kommen Sie bei der Behandlung eines Klienten nicht gleich zum Klopfen, ohne vorbereitende Maßnahmen zu berücksichtigen. Erkundigen Sie sich, nachdem Sie Rapport hergestellt haben, mit geeigneten Fragen nach den verschiedenen mit der Angstreaktion einhergehenden Aspekten. Was sind die konkreten Sorgen des Klienten? Wann hat das Ganze angefangen? Was glaubt der Klient über sich selbst? Das bietet Stoff für die Behandlung. Während Sie diese und andere Fragen stellen und zuhören, werden sich die wichtigsten Aspekte herausstellen, zu denen zu klopfen ist. An diesem Punkt können Sie folgendermaßen vorgehen:

Protokoll: GAS

1. Konzentrieren Sie sich auf die Empfindungen, die mit Angst einhergehen. Beschreiben Sie sie detailliert und beobachten Sie sie aufmerksam, ohne sie zu beurteilen, und stufen Sie Ihre Angst auf einer SUD-Skala von 0 bis 10 ein.
2. Klopfen Sie die Handkante (HK) oder reiben Sie den Wunden Punkt (WP) auf der linken Seite der Brust und sagen Sie dabei drei Mal: „Ich akzeptiere mich selbst zutiefst, obwohl ich Angst habe“, oder: „Ich akzeptiere mich selbst mit diesen Angstempfindungen (*die Empfindungen spezifizieren*).“ Oder vielleicht sagen Sie: „Obwohl ich Angst habe, entscheide ich mich dafür, mich gelassen und geschützt zu fühlen.“ Auch wenn dies zur Behandlung einer psychischen Umkehrung dient, denken Sie daran, dass es in der EFT als Set-up-Aussage bezeichnet wird. (Hinweis: In diesem ganzen Kapitel werden Umkehrungs- und Set-up-Aussagen abgewechselt, um andere Möglichkeiten zu zeigen, die Sie nach Ihren jeweiligen Vorlieben in Betracht ziehen können.)
3. Klopfen Sie folgende EFT-Punkte, während Sie die Angstempfindungen beobachten und bei jedem Punkt einen Erinnerungssatz verwenden:

- Augenbraue (AB)
- Seite des Auges (SA)
- Jochbein, unter dem Auge (JB)
- Unter der Nase (UN)
- Unter der Unterlippe (UL)
- Unter dem Schlüsselbein (SB)
- Unter dem Arm (UA)
- Handgelenkinnenseite (HI)
- Scheitelpunkt (SCH)

4. Der Erinnerungssatz sollte jeweils auf das spezielle Problem abzielen, sei es die Angst davor, einen Herzinfarkt zu bekommen, Sorge um die Familie, Stress am Arbeitsplatz und so weiter. Falls die Angst sich etwa um die Leistung am Arbeitsplatz dreht, könnte die Set-up-Aussage lauten: „Obwohl ich Sorgen und Angst wegen meiner Leistung am Arbeitsplatz habe, akzeptiere ich mich selbst." Der Erinnerungssatz wäre „Sorge und Angst wegen meiner Leistung am Arbeitsplatz". Erwägen Sie, nach Abschluss der Sequenz die 4-8-Atmung durchzuführen. (Hinweis: Die 4-8-Atmung ist optional, da sie in der Standard-EFT nicht eingesetzt wird.)
5. Stufen Sie Ihre Angst erneut ein. Falls sie nicht um mindestens zwei Punkte nachgelassen hat, gehen Sie zurück zu Schritt 2 und wiederholen Sie die Sequenz. Beharrlichkeit zahlt sich in der Regel aus. Falls nach drei Versuchen kein Rückgang stattgefunden hat, schauen Sie in Kapitel 5 nach Möglichkeiten für die Problemlösung. Sobald Ihre Angst um zwei oder auch mehr Punkte nachgelassen hat, fahren Sie mit dem nächsten Schritt fort.
6. Nun könnten Sie die 9G-Behandlungsserie durchführen, indem Sie immer wieder den Handrücken (SP) klopfen und dabei Folgendes tun: Augen schließen, Augen öffnen, nach links unten schauen, nach rechts unten schauen, die Augen im Uhrzeigersinn kreisen lassen, die Augen gegen den Uhrzeigersinn kreisen lassen, eine Melodie summen, bis fünf zählen und dann wieder summen.

(Hinweis: Die 9G-Behandlungsserie ist optional, da sie in der Standard-EFT nicht durchgeführt wird.)

7. Stufen Sie Ihr Angstniveau erneut ein. Oft ist zwar ein Rückgang festzustellen, doch machen Sie auch dann weiter, wenn der Wert nicht gesunken ist.
8. Wiederholen Sie jeden EFT-Klopfpunkt mit dem dazugehörigen Erinnerungssatz und erwägen Sie die 4-8-Atmung.
9. Stufen Sie Ihr Angstniveau noch einmal ein. Solange der SUD-Wert zurückgeht, fahren Sie mit diesem Protokoll fort, bis die Angst zwischen 0 und 2 liegt. Falls die Behandlung an irgendeinem Punkt stockt, kann dies auf eine Mini-Umkehrung hinweisen. Behandeln Sie diese, indem Sie die Handkante (HK) klopfen und dabei drei Mal sagen: „Ich akzeptiere mich selbst, obwohl ich diese Angst noch ein Stück weit habe", oder: „Obwohl ich diese Angst noch ein Stück weit habe, entscheide ich mich dafür, mich besser zu fühlen." Diese Behandlung muss eventuell mehrmals wiederholt werden, bis eine vollständige oder fast vollständige Erleichterung eintritt.
10. Wenn das Angstniveau auf 0 bis 2 zurückgegangen ist, führen Sie die Augenlinie (AL) von unten nach oben durch, um die Angst weiter zu reduzieren oder um die Behandlungswirkung abzurunden. Klopfen Sie dafür den Handrücken (SP), halten Sie den Kopf gerade und schauen Sie nur mit den Augen zum Boden; lassen Sie dann Ihren Blick langsam und gleichmäßig zur Decke wandern. Überprüfen Sie Ihre SUD-Einstufung erneut und wiederholen Sie die Augenlinie bei Bedarf. Optional können Sie auch die Erweiterte Augenlinie (EAL) in Betracht ziehen. (Hinweis: Die Augenlinie und die Erweiterte Augenlinie sind optional, da sie in der EFT nicht standardmäßig angewandt werden.)
11. Hinterfragen Sie die Ergebnisse, indem Sie versuchen, die Angst wieder herzuholen. Ist das nicht möglich, wunderbar! Falls die

Angst wieder auftritt, wiederholen Sie die Behandlung in dem Wissen, dass Übung den Meister macht.

12. Erwägen Sie, das Verfahren zur Ergebnisprojektion (VEP) durchzuführen. Klopfen Sie dafür den Handrücken (SP) und festigen Sie dabei in sich die Überzeugung, dass Sie sich auch weiterhin wohlfühlen. Überprüfen Sie beim Klopfen immer wieder den Grad Ihrer Überzeugung (wobei die Überzeugung bei 10 am stärksten ist).
13. Falls die Angstgefühle zu einem späteren Zeitpunkt noch einmal auftreten sollten, wiederholen Sie diese Behandlungen. Mit der Zeit sollten die Angstsymptome seltener auftreten.
14. Nachbesprechung: Falls Sie mit einem Klienten arbeiten, zeigen Sie ihm, wie er das Protokoll zwischen Sitzungen anwenden kann.

Phobien

Spezifische Phobien

Es gibt zwar viele unterschiedliche Phobien, doch die grundlegendste Form ist eine spezifische Phobie, die mit einer intensiven und irrationalen Furcht vor einem bestimmten Objekt oder einer bestimmten Situation einhergeht. Es kann sich um eine spezifische Phobie vor Hunden (Kynophobie), Mäusen (Musophobie), Schmutz (Mysophobie), Vögeln (Ornithophobie), Insekten (Entomophobie), Wasser (Hydrophobie), Blut (Hämatophobie) oder Clowns (Coulrophobie) handeln, um nur einige zu nennen. Manche Phobien sind komplexer als andere. Flugangst (Aerophobie) kann vielfältige Elemente beinhalten, etwa Angst, sich in einem geschlossenen Raum aufzuhalten (Klaustrophobie), Angst vor Unfällen (Dystychiphobie), Angst, zu sterben (Thanatophobie), Angst vor Höhen (Akrophobie) sowie eine Angst vor Menschenmengen (Agoraphobie).

Im Gegensatz zu den meisten anderen Angststörungen gehen spezifische Phobien mit einer praktisch unmittelbaren Angstreaktion einher, der nicht unbedingt ein bewusster Gedanke vorausging. Eine spezifische Phobie ist im Grunde eine Stimulus-Response-Reaktion (Reiz-Reaktion). Jemand sieht eine Spinne und reagiert unmittelbar, indem er wegläuft oder erstarrt. Oder man sieht eine Spritze, es wird einem schwindelig und man wird ohnmächtig. Eine solche Reaktion kann nützlich sein, wenn man sich in einer realen und drohenden Gefahr befindet, doch im Fall von einer Phobie ist die Reaktion unangemessen im Verhältnis zu jeglicher wahrscheinlichen Gefahr.

Eine der frühesten Untersuchungen zur Wirksamkeit der Klopfakupressur bei spezifischen Phobien wurde zu EFT durchgeführt. Das Augenmerk lag dabei auf spezifischen Phobien vor kleinen Tieren. Im Vergleich zu Patienten, die mit Zwerchfellatmung behandelt wurden, zeigten die mit EFT behandelten Teilnehmer eine stärkere Besserung, die beibehalten wurde und sich möglicherweise bis zu neun Monate nach der Behandlung noch verstärkte (Wells et al. 2003). Seither haben weitere Studien die Wirksamkeit der Klopfakupressur zur Behandlung spezifischer Phobien bestätigt (Baker & Siegel 2010, Lambrou et al. 2005).

Wird bei einer spezifischen Phobie geklopft, dann ändert sich das Vorgehen je nach Komplexität der Phobie. Doch die Klopfroutine kann sich an die von Callahan entwickelte Grundform anlehnen und folgendermaßen modifiziert werden.

Protokoll: Spezifische Phobie

1. Rufen Sie sich die Phobie ins Bewusstsein – das heißt, denken Sie an die Angst vor Wasser, Hunden, Spinnen, Höhen, geschlossenen Räumen oder welche andere Phobie es auch sein mag – und stufen Sie Ihr SUD-Niveau zwischen 0 und 10 ein.
2. Klopfen Sie die Handkante (HK) oder reiben Sie den Wunden Punkt (WP) auf der linken Seite der Brust und sagen Sie dabei drei Mal: „Obwohl ich diese (*die Phobie benennen*) habe, akzeptiere ich mich selbst“, oder: „Ich akzeptiere mich selbst mit dieser (*die Phobie benennen*).“
3. Klopfen Sie jeden der folgenden Punkte mehrmals:

- Jochbein, unter dem Auge (JB)
- Unter dem Schlüsselbein (SB)
- Unter dem Arm (UA)
- Jochbein, unter dem Auge (JB)
- Unter dem Schlüsselbein (SB)

4. Überprüfen Sie das SUD-Niveau erneut. Falls es nicht um mindestens zwei Punkte zurückgegangen ist, wiederholen Sie die Schritte 2 und 3, bis es sinkt. Beharrlichkeit zahlt sich in der Regel aus. Falls es nicht gesunken ist, schauen Sie in Kapitel 5 unter den Tipps zum Problemlösungsklopfen nach. Sobald das SUD-Niveau niedriger ist, gehen Sie weiter zum folgenden Schritt.
5. Führen Sie als Nächstes die 9G-Behandlungsserie durch, indem Sie wiederholt auf den Handrücken (SP) klopfen und dabei Folgendes tun: Augen schließen, Augen öffnen, nach links unten schauen, nach rechts unten schauen, die Augen im Uhrzeigersinn kreisen lassen, die Augen gegen den Uhrzeigersinn kreisen lassen, eine Melodie summen, bis fünf zählen und dann wieder summen.
6. Stufen Sie Ihren SUD-Wert erneut ein. Häufig geht dieser zwar zurück, machen Sie aber trotzdem weiter, auch wenn das nicht der Fall ist. Durchlaufen Sie die Klopfsequenz noch einmal und wechseln Sie zwischen den Klopfpunkten und der 9G-Behandlungsserie hin und her, bis der SUD-Wert zwischen 0 und 2 liegt.
7. Wenn der SUD-Wert auf 0 bis 2 zurückgegangen ist, führen Sie die Augenlinie (AL) von unten nach oben durch, um die Angst weiter zu reduzieren oder um die Behandlungswirkung abzurunden. Klopfen Sie dafür den Handrücken (SP), halten Sie den Kopf gerade und schauen Sie nur mit den Augen zum Boden; lassen Sie dann Ihren Blick langsam und gleichmäßig zur Decke wandern. Überprüfen Sie Ihre SUD-Einstufung erneut und wiederholen Sie die Augenlinie bei Bedarf.
8. Hinterfragen Sie die Ergebnisse, indem Sie versuchen, die Angst wieder herzuholen. Ist das nicht möglich, wunderbar! Falls die

Angst wieder auftritt, wiederholen Sie die Behandlung in dem Wissen, dass Übung den Meister macht.

9. Erwägen Sie, das Verfahren zur Ergebnisprojektion (VEP) durchzuführen. Klopfen Sie dafür den Handrücken (SP) und festigen Sie dabei in sich die Überzeugung, dass Sie sich auch weiterhin wohlfühlen. Überprüfen Sie beim Klopfen immer wieder den Grad Ihrer Überzeugung (wobei die Überzeugung bei 10 am stärksten ist). Hinweis: VEP ist optional, da es in der Standard-TFT nicht eingesetzt wird.
10. Falls die phobische Reaktion zu einem späteren Zeitpunkt noch einmal auftreten sollte, wiederholen Sie diese Behandlungen „in vivo“ (das heißt, in der tatsächlichen Gegenwart des gefürchteten Objekts oder der gefürchteten Situation statt nur in der Vorstellung). Mit der Zeit werden die phobischen Symptome seltener auftreten.

Soziale Phobie

Anders als die meisten spezifischen Phobien ist die soziale Phobie (oder soziale Angststörung) eine komplexere Phobie, die viele Elemente oder Aspekte in sich birgt. Menschen mit einer sozialen Phobie erleben intensive Angst davor, sich in sozialen Situationen aufzuhalten, etwa wenn sie Fremden begegnen, beim Essen oder Trinken beobachtet werden oder vor anderen etwas aufführen. Diese Angst rührt von der Sorge der Person her, von anderen negativ beurteilt, abgelehnt, in Verlegenheit gebracht, gedemütigt oder beschämt zu werden – oder möglicherweise auch, dass sie selbst andere verletzt.

In diesen Fällen lässt sich die eben besprochene Klopfroutine für spezifische Phobien anwenden, wobei das Augenmerk auf die verschiedenen Elemente der sozialen Phobie gerichtet ist. Im Übrigen wirken auch die MET-, EFT- und TFT-Routinen gut.

Folgende Umkehrungsaussagen und dazugehörige Erinnerungssätze (in Kursivschrift) können Sie in Betracht ziehen:

- „Obwohl ich *soziale Angst* habe, akzeptiere ich mich selbst."
- „Obwohl ich diese *Angstempfindungen* habe, akzeptiere ich mich selbst."
- „Obwohl ich Angst davor habe, *beurteilt zu werden*, akzeptiere ich mich selbst."
- „Obwohl ich Angst davor habe, *abgelehnt zu werden*, akzeptiere ich mich selbst."
- „Obwohl ich Angst davor habe, *in Verlegenheit gebracht zu werden*, akzeptiere ich mich selbst."
- „Obwohl ich Angst davor habe, *gedemütigt zu werden*, akzeptiere ich mich selbst."
- „Obwohl ich Angst davor habe, *beschämt zu werden*, akzeptiere ich mich selbst."
- „Obwohl ich Angst davor habe, *andere zu verletzen*, akzeptiere ich mich selbst."

Vielleicht sind auch andere Korrekturen einer psychischen Umkehrung erforderlich wie etwa: „Auch wenn ich *immer* eine soziale Phobie (*oder die Symptome spezifizieren*) habe, akzeptiere ich mich selbst", oder: „Auch wenn ich es *verdiene*, eine soziale Phobie (*oder die Symptome spezifizieren*) zu haben, akzeptiere ich mich selbst." Vielleicht ist es auch notwendig, zu konkreten Erinnerungen der sozialen Phobie zu klopfen, denn die Person könnte in der Vergangenheit eine traumatische oder belastende soziale Situation erlebt haben und nun fürchten, dass es in der Zukunft wieder zu einer ähnlichen Begebenheit kommen könnte. In diesem Fall ist es meist unerlässlich, das traumatische Ereignis zu behandeln, um die anhaltende soziale Angst anzugehen.

Agoraphobie

Besonders lähmend ist die Agoraphobie, also die Angst, in Situationen zu sein, aus denen ein Entkommen schwierig sein könnte, etwa mit öffentlichen Verkehrsmitteln zu fahren, in offenen oder geschlossenen Räumen zu sein, in einer Warteschlange zu stehen, sich in Menschenmengen aufzuhalten oder das Haus allein zu verlassen. Weil Menschen mit Agoraphobie sich davor fürchten, sich in diesen Situationen panisch, hilflos oder in Verlegenheit zu fühlen, können sie sich zunehmend isolieren und mit der Zeit z.B. sogar Alltagsaufgaben meiden, bei denen sie das Haus verlassen müssen.

Hier kann die oben besprochene Klopfroutine für spezifische Phobien genutzt werden, mit dem Fokus auf den verschiedenen Elementen der Agoraphobie. Alternativ sind auch die EFT-, MET- oder TFT-Routinen wirkungsvoll. Folgende Umkehrungsaussagen und dazugehörige Erinnerungssätze (in Kursivschrift) können Sie in Betracht ziehen:

- „Obwohl ich *Agoraphobie* habe, akzeptiere ich mich selbst und entscheide mich dafür, mich sicher zu fühlen."
- „Obwohl ich diese *Angstempfindungen* habe, akzeptiere ich mich selbst und entscheide mich dafür, mich geschützt zu fühlen."
- „Obwohl ich Angst vor *Fahrten in öffentlichen Verkehrsmitteln* habe, akzeptiere ich mich selbst und kann mich bei einer Fahrt in öffentlichen Verkehrsmitteln geschützt fühlen."
- „Obwohl ich Angst davor habe, *in der Warteschlange zu stehen*, akzeptiere ich mich selbst ..."
- „Obwohl ich Angst davor habe, *mich in Menschenmengen aufzuhalten*, akzeptiere ich mich selbst ..."
- „Obwohl ich Angst davor habe, *von zu Hause weg zu sein*, akzeptiere ich mich selbst ..."

Andere Korrekturen für psychische Umkehrung können ebenfalls notwendig sein wie etwa: „Auch wenn ich *immer* Agoraphobie (*oder die Symptome spezifizieren*) habe, akzeptiere ich mich selbst“, oder: „Auch wenn ich es *verdiene*, Agoraphobie (*oder die Symptome spezifizieren*) zu haben, akzeptiere ich mich selbst.“ Falls die Episoden der Agoraphobie im Zusammenhang mit einem traumatischen Ereignis begannen, ist es für den Behandlungserfolg in der Regel notwendig, zu den konkreten Erinnerungen dieses Ereignisses zu klopfen.

Trennungsangststörung

Die Trennungsangststörung gilt zwar nicht ausdrücklich als Phobie, hat aber insofern Ähnlichkeit mit der Agoraphobie, als Menschen mit dieser Störung sich auch davor fürchten, das Haus zu verlassen. Menschen mit Trennungsangst fürchten jedoch nicht, dass sie in panikauslösenden Situationen festsitzen oder hilflos sind. Vielmehr erleben sie es als extreme Belastung, von ihren Bezugspersonen getrennt zu sein – typischerweise den Eltern oder Erziehungsberechtigten – oder wenn sie sich vorstellen, von diesen Bezugspersonen getrennt zu sein. Diese Reaktion rührt von der Angst her, ihre Bezugsperson zu verlieren. Dies löst in ihnen Sorge über Ereignisse aus, die zu einer solchen Trennung führen könnten. Sie haben Angst, allein zu sein, haben Albträume über mögliche Trennungen und erleben oftmals körperliche Symptome, wenn sie von der Bezugsperson getrennt sind.

Die oben beschriebenen Klopfroutinen bei spezifischen Phobien, MET, EFT oder TFT lassen sich für die Behandlung einer Trennungsangststörung einsetzen mit folgenden Umkehrungsaussagen und den dazugehörigen Erinnerungssätzen (in Kursivschrift):

- „Obwohl ich *Trennungsangst* habe, akzeptiere ich mich selbst und kann mich sicher und geschützt fühlen.“
- „Obwohl ich diese *Angstempfindungen* habe, akzeptiere ich mich selbst und bin sicher und geschützt.“
- „Obwohl ich Angst davor habe, *von zu Hause weg zu sein*, akzeptiere ich mich selbst und bin sicher und geschützt.“

- „Obwohl ich Angst davor habe, *allein zu sein*, akzeptiere ich mich selbst und kann sicher und geschützt sein, wenn ich allein bin."
- „Obwohl ich Angst davor habe, (*die Bezugsperson nennen*) zu verlieren, akzeptiere ich mich selbst und kann sicher und geschützt sein."
- „Obwohl ich *Albträume* habe, *von* (*die Bezugsperson nennen*) *getrennt zu sein*, akzeptiere ich mich selbst und kann diese Albträume loslassen."

Andere Korrekturen für psychische Umkehrung können ebenfalls notwendig sein, wie etwa: „Auch wenn ich *immer* Trennungsangst (*oder die Symptome spezifizieren*) habe, akzeptiere ich mich selbst und bin sicher und geschützt", oder: „Auch wenn ich es *verdiene*, eine Trennungsangst (*oder die Symptome spezifizieren*) zu haben, akzeptiere ich mich selbst und bin sicher und geschützt."

Panikstörung

Eine Panikstörung ist ein Leiden, bei dem Menschen intensive Angstanfälle – ja sogar Todesangst – erleben, die eine Vielzahl körperlicher Symptome hervorrufen können, wie Herzrasen, Schwitzen, Zittern, Atemnot, Kribbeln und Gefühle der Derealisation oder Depersonalisation. Mitten in einer Panikattacke kann die Person das Gefühl haben, einen Herzinfarkt oder einen Schlaganfall zu bekommen, dass sie stirbt oder verrückt wird oder etwas ungeheuer Peinliches tun wird. Hierbei kann ein unterschwelliger innerer oder umweltbezogener Reiz oder Auslöser eine solche Attacke triggern, sie kann allerdings auch aus heiterem Himmel auftreten. Wenn ein identifizierbarer Auslöser mit hineinspielt, wird die Person dazu neigen, solche Situationen zu meiden. Sie wird es etwa unterlassen, Auto zu fahren, falls sie zuvor Panikattacken beim Autofahren erlebt hat.

Eine Panikstörung kann mit der oben besprochenen Klopfroutine für spezifische Phobien, MET, EFT oder TFT behandelt werden mit folgenden

Umkehrungsaussagen und dazugehörigen Erinnerungssätzen (hier in Kursivschrift):

- „Obwohl ich *Panikattacken* habe, akzeptiere ich mich selbst."
- „Ich akzeptiere mich selbst damit, dass ich *Panikattacken* habe."
- „Obwohl ich *Panikattacken* habe, bin ich in Ordnung."
- „Obwohl ich diese *Derealisations*-Erfahrung habe, akzeptiere ich mich selbst."
- „Obwohl ich diese *Depersonalisations*-Erfahrung habe, akzeptiere ich mich selbst."
- „Obwohl ich diese *Panikempfindungen* habe, akzeptiere ich mich selbst."
- „Obwohl ich Angst davor habe, dass *ich sterben werde*, akzeptiere ich mich selbst."
- „Obwohl ich Angst davor habe, *verrückt zu werden*, akzeptiere ich mich selbst."
- „Auch wenn die Panik *nicht aufhört*, akzeptiere ich mich selbst."

Andere Korrekturen für psychische Umkehrung können ebenfalls notwendig sein wie etwa: „Auch wenn ich *immer* Panikattacken (*oder die Symptome spezifizieren*) habe, akzeptiere ich mich selbst", oder: „Auch wenn ich es *verdiene*, Panikattacken (*oder die Symptome spezifizieren*) zu haben, akzeptiere ich mich selbst." Zusätzlich zum Klopfen ist es auch hilfreich, während der Panikepisoden Achtsamkeitstechniken anzuwenden. Dabei praktiziert man Akzeptanz und Nicht-Bewertung, man beobachtet das Auf und Ab der Panikempfindungen und bleibt gewahr, dass die Episode irgendwann vorübergehen wird. So gehen Sie Schritt für Schritt vor:

Protokoll: Panikstörung

1. Behandeln Sie auf psychische Umkehrung, indem Sie die Handkante (HK) klopfen oder den Wunden Punkt (WP) reiben und dabei sagen: „Ich akzeptiere mich selbst mit diesen Panikempfindungen, und ich schaffe das." Dann klopfen Sie während der gesamten Erfahrung die MET- oder die EFT-Punkte.
2. Machen Sie sich klar, dass Sie einen Gedanken hatten, entweder bewusst oder infolge einer unbewussten Neurozeption, und dass Ihr Körper jetzt mit einem nicht begründeten Gefahrgefühl reagiert. Sie sind nicht im Begriff, verrückt zu werden, Sie sind nicht im Begriff, zu sterben, und Sie sind ebenso nicht kurz davor, zusammenzubrechen.
3. Fokussieren Sie sich darauf, die emotionalen und körperlichen Empfindungen der Panik zu akzeptieren und zu beobachten, einschließlich ihrer Lokalisation, ihrer Gesatlt und Intensität (0 bis 10). Benennen Sie die Veränderungen, während sie eintreten. Zum Beispiel: „Jetzt ist sie bei 7 und in meinem Magen ... jetzt bei 5 und in meinem Nacken ... und jetzt bei 8 und im Magen und in der Brust ... jetzt bei 2 ..." Die Intensität wird zu- und abnehmen ebenso wie die Bilder und Empfindungen.
4. Erinnern Sie sich daran, dass die Panik irgendwann nachlassen wird. Sie wird nicht für immer anhalten. Panik geht stets vorüber.

Weitere Überlegungen zur Behandlung

Sobald Sie mit Klopfakupressur daran gearbeitet haben, die Angst zu reduzieren, können Sie die Behandlungswirkung auch mit bestimmten kognitiven Behandlungen weiter festigen. Wichtig ist allerdings, diese Interventionen erst nach dem Klopfen einzusetzen. Denn das Klopfen dient dazu, die von der Angst ausgelösten energetischen Störungen zu reduzieren. Dadurch steht den am höheren Denken beteiligten, weiter entwickelten Gehirnarealen mehr

Energie zur Verfügung, vor allem den Stirnlappen. Das macht es einfacher, diese vernünftigen Prinzipien zu verstehen und wertzuschätzen.

Eine kognitive Intervention fördert bei Klienten das Verständnis, dass Angstsymptome zwar beunruhigend und unangenehm sind, nicht jedoch riskant oder gefährlich. Hilfreich ist auch das Verständnis, dass Angst eine Stressreaktion ist, die infolge beängstigender Gedanken oder Sorgen auftritt. Ich möchte darauf hinweisen, dass der Vagusnerv und die primitiveren Gehirnareale zwischen einer echten und einer vorgestellten Gefahr nicht unterscheiden können. Wenn wir uns also Sorgen machen, reagiert der Körper, als bestünde eine echte Gefahr. Das ist somit der Grund für die beunruhigenden Angstsymptome, die vorübergehen, sobald Sie die Gedanken loslassen und Klopfakupressur und Atemübungen anwenden.

Hilfreich ist es auch, sich bewusst zu machen, dass die weitaus meisten Dinge, deretwegen wir uns sorgen, niemals eintreten. Ich würde sogar empfehlen, eine „Sorgenliste" zu erstellen und, wann immer eine Sorge Wirklichkeit wird, diese auf der Liste abzuhaken. In der Regel finden wir dann eine saubere Liste ohne (oder mit nur sehr wenigen) Häkchen vor.

Noch einen Punkt möchte ich klarmachen: Gedanken höherer Ordnung ermöglichen es uns zwar, Dinge zu erreichen und zu erschaffen, doch diese Gedanken sind ein zweischneidiges Schwert. Sie können uns unterstützen oder uns verletzen, je nachdem, auf welcher Ebene wir sie verstehen. Dienlich ist das Verständnis, dass Gedanken nicht in einem konkreten Sinn real sind. Im Grunde sind sie Illusionen oder Trugbilder. Sie haben keine Macht über uns, es sei denn, wir geben unsere Macht an sie ab. Natürlich tritt auch diese Erkenntnis in Form eines Gedankens auf, darum bekämpfen wir hier Feuer mit Feuer.

Unzählige Erkenntnisse können Ihre Verständnisebene versiegeln und mehr Sicherheit fördern. Sobald die Angst vorübergeht, stehen gesunder Menschenverstand und Weisheit sogleich zur Verfügung. Zapfen Sie durch Klopfakupressur Ihre persönliche Macht an und erkennen und verwirklichen Sie sie.

KAPITEL 10

Die Zukunft der Klopfakupressur

Die Herrlichkeit, anderen Segen zu bringen,
besteht darin, dass diese Segnungen nicht nur einem
einzigen Menschen zugutekommen.
Sie breiten sich aus wie Feuerfunken. Sie berühren
auch andere Wesen und andere Teile der Erde.
GURUMAYI CHIDVILASANANDA

Als ich 1998 die erste Auflage von *Energetische Psychologie* veröffentlichte, machte ich etliche Vorhersagen zur Zukunft der Klopfakupressur, die sich bereits verwirklicht haben. Damals gab es auch schon einige Untersuchungen zu dieser Methode, doch es war nicht schwer vorherzusagen, dass weitere Untersuchungen stattfinden würden. Bis zum Jahr 2021 sind über 245 Übersichtsartikel, Forschungsstudien und Metaanalysen in angesehenen Fachzeitschriften veröffentlicht worden, in denen die Wirksamkeit der Energetischen Psychologie mit der anderer Therapien verglichen wird. Wir auf diesem Gebiet wussten zwar schon lange, bevor fundierte Untersuchungen zur Verfügung standen, dass Klopfakupressur äußerst wirksam ist, doch es ist befriedigend, zu sehen, dass die Nachweise immer mehr werden und unsere persönlichen Erfahrungen bestätigen. Ich habe auch vorhergesagt, dass Klopfakupressur bald in der Behandlung von Süchten, Depressionen, dissoziativer Identitätsstörung, generalisierter Angststörung, Zwangsstörungen, Panik, Phobien, Allergien, Überempfindlichkeit gegenüber Substanzen, körperlichen Schmerzen und verschiedenen Erkrankungen eingesetzt werden würde – und so ist es gekommen.

Aus meiner Sicht werden die Energetische Psychologie, Klopfakupressur und damit verbundene Techniken zunehmend zum Mainstream, nicht nur auf den Gebieten Therapie und Coaching, sondern auch in Schulen, Krankenhäusern, Sportprogrammen und mehr. Diese Techniken werden bestimmt in den Mainstream eingehen – wegen ihrer Wirksamkeit und weil überall auf der Welt großer Bedarf besteht. Viele bereits vorhandene Therapien erzielen keine raschen Ergebnisse, und manche eignen sich nicht zur Behandlung bestimmter Probleme. Gewisse Therapien können sogar zu einer Retraumatisierung führen und den Zustand bzw. eine Erkrankung verschlimmern, was bei kompetenter Anwendung von Energetischer Psychologie und Klopftechniken wie TFT, EFT und MET mit sehr geringer Wahrscheinlichkeit vorkommt. Zwangsläufig erfordert die Behandlung mancher Probleme mehr Zeit, doch viele Beschwerden sollten und können sich mit Energetischer Psychologie und Klopfakupressur recht schnell auflösen lassen. Indem mehr Menschen zu dieser Erkenntnis kommen, werden sie meiner Überzeugung nach bereit sein, diese kurzen, hochwirksamen Therapien durchzuführen.

Ich glaube auch, dass Klopfakupressur in vielen Bereichen der Medizin als Methode, um Heilung zu fördern und Gesundheitsproblemen vorzubeugen, eingesetzt werden wird. Ich selbst habe festgestellt, dass das zutrifft, nachdem bei mir im Dezember 2005 ein Mantelzelllymphom (MCL) „im Endstadium“ diagnostiziert und ein Tumor aus meinem Nacken entfernt wurde. Bevor ich einen Onkologen aufsuchte, behandelte ich mich regelmäßig ganzheitlich mit EP-Klopfen, Umkehr-Korrekturen, Switching-Korrekturen wie Hook-up, Ernährungsumstellung und Bädern, um die Acidität (Säureverhalten) und den Entzündungszustand zu verringern. Nach 24 Monaten ergaben die Blutproben, die körperlichen Untersuchungen und die Positronen-Emissions-Tomografien (PET) sowie eine Knochenmarkbiopsie, dass kein Krebs mehr da war. Danach wurde ich acht Jahre lang überwacht, in denen kein Krebs festgestellt wurde. Fünfzehn Jahre später entwickelte ich einen weiteren Halstumor, der als indolent, also schmerzlos, angesehen wurde. Darum kam der Onkologe zu dem Schluss, wir könnten entweder einfach ein wachsames Auge darauf behalten oder vielleicht eine leichte Bestrahlung durchführen, um der Entwicklung weiterer Tumoren vorzubeugen. Ich entschied mich für die Bestrahlung und behandelte mich weiterhin selbst mit Energetischer Psychologie. Ein Jahr später war auf einem PET-Scan keine Krebsaktivität zu erkennen.

Mir ist bewusst, dass ich ein Einzelfall bin, aber vielleicht weist dies den Weg für die Anwendung von Energetischer Psychologie und Klopfakupressur in Kombination mit herkömmlichen und alternativen Ansätzen bei der Behandlung einiger Krebsarten und anderer tödlich verlaufender Krankheiten. Möglicherweise haben Menschen, die solche Krankheiten überleben, bestimmte Eigenschaften – wie die Überzeugung, dass die Krankheit nicht ihr Untergang sein wird. Vielleicht sind sie von Freunden und Familienmitgliedern mit den gleichen Überzeugungen umgeben, folgen dem Rat der Ärzte und gehen mit Energetischer Psychologie und anderen komplementären Ansätzen darüber hinaus. Wenngleich wir keine randomisierten kontrollierten Studien dazu haben, ergibt es für mich persönlich Sinn. Und ich sage vorher, dass dies untersucht und für nützlich befunden werden wird.

Doch letztlich hängt die Zukunft der Energetischen Psychologie und der Klopfakupressur von uns ab. Als ersten Schritt können Sie diese Konzepte und Techniken anwenden, um Ihre Gesundheit und Ihr Wohlbefinden zu steigern – und Ihr Zustand wird wiederum mit dem Leben anderer in Resonanz treten und es berühren. Seien Sie eine Quelle der Inspiration. Verbreiten Sie Wohlwollen und gute Gesundheit. Denn zusammen können wir das verwirklichen.

Danksagungen

Dieses Buch spiegelt viele Aspekte meiner Arbeit von über fünfzig Jahren wider. Ich möchte die Menschen würdigen und ihnen meinen tief empfundenen Dank aussprechen, die mich auf diesem Weg tief berührt und mir geholfen haben, mein Verständnis davon zu transformieren, was in uns vorgeht und wie wir heilen können.

Zuallererst möchte ich Roger J. Callahan danken, dass er mir das besondere Verständnis dafür näherbrachte, wie sich psychische Probleme energetisch entwickeln und wie sie wirkungsvoll transformiert werden können – oder, wie er häufig sagte, „prompt" – durch Klopfakupressur. Für seine Beiträge sollte ihm der Nobelpreis verliehen werden. Er führte eine erstaunliche Effizienz in Therapie und Selbsthilfe ein und war außerdem bereit und mutig genug, seinen Ruf aufs Spiel zu setzen und zum Teil massiver Kritik standzuhalten.

Dankbar bin ich auch John Diamond, George Goodheart, John Tie, Carl Rogers, Milton Erickson, Richard Bandler, John Grinder, Sydney Banks, George Pransky, Stephen Porges und vielen anderen dafür, dass sie im Hinblick auf körperliche und psychische Probleme ihr Augenmerk auf Beziehungen und auf Körper-Geist-Lösungen richten.

Ein Dankeschön an meine Klienten und Patienten, die in der Therapie mit mir zusammengearbeitet haben, und an die Fachleute, die ich überall in den USA und in vielen Teilen der Welt ausgebildet habe. Durch die Anwendung und die Ausbildung kann ich mein eigenes Verständnis und meine Kompetenz im Dienst anderer weiterentwickeln. Ein Dankeschön auch an diejenigen, die diesem Ruf folgen und Untersuchungen, Ausbildungen, Therapie und Coaching durchführen, um anderen zu helfen.

Bedanken möchte ich mich auch bei Mr. DiMaggio, der mich unterstützt hat, Vertrauen in mich selbst und in meine Lernfähigkeit zu entwickeln.

Ich danke auch Kate Sample und den wunderbaren Fachleuten bei PESI Publishing, dass sie sich mit mir in Verbindung gesetzt und mich aufgefordert haben, dieses Buch zu schreiben. Mein besonderer Dank gilt Jenessa Jackson und Gretchen Panzer für ihr bemerkenswertes Lektorat und die Anregungen, die mir halfen, es noch verständlicher zu machen, als ich das allein jemals geschafft hätte.

Als allerwichtigstes aber möchte ich meine Liebe zu und meine Wertschätzung für Carolyn zum Ausdruck bringen für ihre Liebe und Geduld, wenn ich von unserem Leben Zeit wegnahm, um sie in dieses Werk zu stecken.

Literaturempfehlungen

S. Banks, *The missing link: Reflections on philosophy and spirit*, Lone Pine Publishing, Edmonton 1998.

S. Banks, *The enlightened gardener*, Lone Pine Publishing, Edmonton 2001.

R. O. Becker, G. Selden, *The body electric: Electromagnetism and the foundation of life*, Quill, New York 1985 (NA 1998).

R. W. Bilazarian, *Tapping the mighty mind: Simple solutions for stress, conflict, and pain*, CreateSpace Independant Publishing 2018.

H. S. Burr (Hrsg.), *Blueprint for immortality: The electric patterns of life*, Saffron Walden 1972.

R. J. Callahan, R. Trubo, *Tapping the healer within: Using thought field therapy to instantly conquer your fears, anxieties, and emotional distress*, Contemporary Books, Chicago 2000.

D. Church, *The EFT manual* (3rd ed.), Energy Psychology Press 2014

J. H. Diepold Jr., *Heart assisted therapy: Integrating heart energy to facilitate emotional health, healing, and performance enhancement*, Outskirts Press, Parker 2018.

D. Feinstein, *Energy psychology interactive: Rapid interventions for lasting change*, Innersource 2004.

D, Feinstein, D. Eden, G. Craig, *The promise of energy psychology: Revolutionary tools for dramatic personal change*, Penguin, New York 2005.

D. Feinstein, „Energy psychology: Efficacy, speed, mechanisms.“ *Explore* 15(5)/2019, 340–351, https://doi.org/10.1016/j.explore.2018.11.003

D. Feinstein, „Six empirically-supported premises about energy psychology: Mounting evidence for a controversial therapy.“ *Advances in Mind-Body Medicine* 35(2)/2021, 17–32, https://advances-journal.com/wp-content/uploads/2021/05/Feinstein.pdf.

M. Furman, F. Gallo, *The neurophysics of human behavior: Explorations at the interface of brain, mind, behavior, and information*, CRC Press, Boca Raton 2000.

F. P. Gallo, *Handbuch der Energetischen Psychotherapie*, VAK Verlag, Kirchzarten bei Freiburg 2008.

F. P. Gallo (Hrsg.), *Energy psychology in psychotherapy: A comprehensive Sourcebook*, W. W. Norton, New York 2002.

F. P. Gallo, *Energy psychology: Explorations at the interface of energy, cognition, behavior, and health*, (2nd ed.), CRC Press, Boca Raton 2004.

F. P. Gallo, *Energy tapping for trauma: Rapid relief from post-traumatic stress using energy psychology*, New Harbinger, Oakland 2007.

F. P. Gallo, H. Vincenzi, *Gelöst – entlastet – befreit: Klopfakupressur bei emotionalem Stress*, VAK Verlag, Kirchzarten bei Freiburg 2007.

J. G. Hartung, M. D. Galvin, *Energy psychology and EMDR: Combining forces to optimize treatment*, W. W. Norton, New York 2003.

D. Hover-Kramer, *Creative energies: Integrative energy psychotherapy for self-expression and healing*, W. W. Norton, New York 2002.

S. W. Porges, Die Polyvagal-Theorie: *Neurophysiologische Grundlagen der Therapie*, Junfermann Verlag, Paderborn 2010.

G. S. Pransky, *Divorce is not the answer: A change of heart will save your Marriage*, HIS and TAB Books, New York 1992.

C. R. Rogers, *Entwicklung der Persönlichkeit: Psychotherapie aus der Sicht eines Therapeuten*, Klett-Cotta, Stuttgart 2018.

S. Wells, D. Lake, *Enjoy emotional freedom: Simple techniques for living life to the full*, Exisle Publishing 2021.

Literaturhinweise und Quellen

J. Andrade, D. Feinstein, „Energy psychology: Theory, indications, and evidence.“ In: D. Feinstein (Hrsg.), *Energy psychology interactive*, Innersource (CD 2004).

A. H. Baker, L. S. Siegel, „Emotional freedom techniques (EFT) reduces intense fears: A partial replication and extension of Wells, Polglase, Andrews, Carrington, & Baker (2003).“ *Energy Psychology: Theory, Research & Treatment*, 2(2)/2010, 13–30.

S. Banks, *The missing link: Reflections on philosophy and spirit*, Lone Pine Publishing, Edmonton 1998.

S. Banks, *The enlightened gardener*, Lone Pine Publishing, Edmonton 2001.

R. O. Becker, *Cross currents: The perils of electropollution, the promise of electromedicine*, Penguin Publishing Group, New York 1990.

R. O. Becker, G. Selden, *The body electric: Electromagnetism and the foundation of life*, Quill, New York 1985 (NA 1998).

R. W. Bilazarian, *Tapping the mighty mind: Simple solutions for stress, conflict, and pain*, CreateSpace Independant Publishing 2018.

D. Bohm, *Wholeness and the implicate order*, Routledge, London/New York 1980 (NA 2002).

D. Bohm, B. J. Hiley, *The undivided universe: An ontological interpretation of quantum theory*, Routledge, London/New York 1993 (NA 2006).

R. J. Callahan, *Five minute phobia cure: Dr. Callahan's treatment for fears, phobias and self-sabotage*, Enterprise Publishing 1985.

R. J. Callahan, „Successful psychotherapy by radio and telephone.“ *International College of Applied Kinesiology*, Winter 1987.

R. J. Callahan, *The rapid treatment of panic, agoraphobia, and anxiety*, Author 1990.

R. J. Callahan, R. Trubo, *Tapping the healer within: Using thought field therapy to instantly conquer your fears, anxieties, and emotional distress*, Contemporary Books, Chicago 2000.

S. T. Chang, *The complete book of acupuncture*, Celestial Arts 1976 (NA 1995).

D. Church, P. Stapleton, K. Kip, F. P. Gallo, „Corrigendum to: Is tapping on acupuncture points an active ingredient in emotional freedom techniques? A systematic review and meta-analysis of comparative studies.“ *Journal of Nervous and Mental Disease*, 208(8)/2020, 632–635, https://doi.org/10.1097/nmd.0000000000001222.

M. Clond, „Emotional freedom techniques for anxiety: A systematic review with meta-analysis.“ *Journal of Nervous and Mental Disease*, 204(5)/2016, 388–395, https://doi.org/10.1097/nmd.0000000000000483.

D. Dana, *Die Polyvagal-Theorie in der Therapie: Den Rhythmus der Regulation nutzen*, G. P. Probst Verlag, Lichtenau 2021.

P. de Vernejoul, P. Albarède, J. C. Darras, „Study of the acupuncture meridians with radioactive tracers.“ *Bulletin of the Academy of National Medicine* 169/1985, 1071–1075.

P. de Vernejoul, J. C. Darras, C. Beguin, J. B. Cazalaa, G. Daury, J. de Vernejoul, „Approche isotopique de la visualisation des méridiens d'acupuncture.“ *Agressologic* 25(10)/1984, 1107–1111.

B. Ecker, „Memory reconsolidation understood and misunderstood.“ *International Journal of Neuropsychotherapy* 3(1)/2015, 2–46.

D. Feinstein, „Six empirically-supported premises about energy psychology: Mounting evidence for a controversial therapy.“ *Advances in Mind-Body Medicine* 35(2)/2021, 17–32, https://advances-journal.com/wp-content/uploads/2021/05/Feinstein.pdf.

V. E. Frankl, *… trotzdem Ja zum Leben sagen: Ein Psychologe erlebt das Konzentrationslager*, Penguin Verlag, München 2018.

R. B. Fuller, „Tensegrity.“ *Portfolio and Art News Annual* (4)/1961, 112–127, 144, 148. 1.

F. P. Gallo, *Energetische Psychologie*, VAK Verlag, Kirchzarten bei Freiburg 2000.

F. P. Gallo, *Handbuch der Energetischen Psychotherapie*, VAK Verlag, Kirchzarten bei Freiburg 2008.

F. P. Gallo, *Energy psychology: Explorations at the interface of energy, cognition, behavior, and health*, (2nd ed.), CRC Press, Boca Raton 2004.

M. S. Gazzaniga, J. E. LeDoux, *The integrated mind*, Springer Science + Business Media, New York 1978.

S. A. Gilomen, C. W. Lee, „The efficacy of acupoint stimulation in the treatment of psychological distress: A meta-analysis.“ *Journal of Behavior Therapy and Experimental Psychiatry* 48/2015, 140–148, https://doi.org/10.1016/j.jbtep.2015.03.012.

P. Lambrou, G. Pratt, G. Chevalier, „Physiological and psychological effects of a mind/body therapy on claustrophobia.“ *Subtle Energies & Energy Medicine* 14(3)/2005, 239–251, https://journals.sfu.ca/seemj/index.php/seemj/article/view/367/329.

L. Langman, „The implications of the electro-metric test in cancer of the female genital tract.“ In: H. S. Burr (Hrsg.), *Blueprint for immortality: The electric patterns of life* (pp. 137–154), Saffron Walden 1972.

G. Leonoff, „The successful treatment of phobias and anxiety by telephone and radio: A replication of Callahan's 1987 study.“ *TFT Newsletter* 1(2)/1995, 1, 6.

R. Melzack, P. D. Wall, „Pain mechanisms: A new theory.“ *Science* 150(3699)/1965, 971–979, https://doi.org/10.1126/science.150.3699.971.

R. Melzack, P. D. Wall, The challenge of pain, Basic Books, New York 1982 (NA: Penguin 1996).

J. Nelms, L. Castel, „A systematic review and meta-analysis of randomized and non-randomized trials of emotional freedom techniques (EFT) for the treatment of depression.“ *Explore* 12(6)/2016, 416–426, https://doi.org/10.1016/j.explore.2016.08.001.

S. W. Porges, Die Polyvagal-Theorie: *Neurophysiologische Grundlagen der Therapie*, Junfermann Verlag, Paderborn 2010.

G. S. Pransky, *Divorce is not the answer: A change of heart will save your Marriage*, HIS and TAB Books, New York 1992.

M. Reichmanis, A. A. Marino, R. O. Becker, „Electrical correlates of acupuncture points.“ *IEEE Transactions on Biomedical Engineering* 22(6)/1975, 533–535, https://doi.org/10.1109/TBME.1975.324477.

C. R. Rogers, *Client-centered therapy: its current practice, implications, and theory*, Houghton Mifflin, Boston 1951.

A. N. Schore, *Affektregulation und die Reorganisation des Selbst*, Klett-Cotta, Stuttgart 2022.

B. Sebastian, J. Nelms, „The effectiveness of emotional freedom techniques in the treatment of posttraumatic stress disorder: A meta-analysis.“ *Explore* 13(1)/2017, 16–25, https://doi.org/10.1016/j.explore.2016.10.001.

H.-S. Song, P. M. Lehrer, „The effects of specific respiratory rates on heart rate and heart rate variability.“ *Applied Psychophysiology and Biofeedback* 28(1)/2003, 13–23, https://doi.org/10.1023/a:1022312815649.

L. Terr, *Unchained memories: True stories of traumatic memories, lost and Found*, Basic Books, New York 1994.

D. S. Walther, *Applied Kinesiology: Synopsis*, Systems DC 1988.

S. Warren, *The pain relief secret: How to retrain your nervous system, heal your body, and overcome chronic pain*, TCK Publishing 2021.

S. Wells, K. Polglase, H. B. Andrews, P. Carrington, A. H. Baker, „Evaluation of a meridian-based intervention, emotional freedom techniques (EFT), for reducing specific phobias of small animals.“ *Journal of Clinical Psychology* 59(9)/2003, 943–966, https://doi.org/10.1002/jclp.10189.

Abbildungsverzeichnis

S. 46: © Ihor Biliavskyi – Dreamstime.com
S. 53: © Sparkusdesign – Dreamstime.com
S. 55: © Viktoria Kabanova – Dreamstime.com
S. 59: © Olisabardin – Dreamstime.com; © Elena Koziy – Dreamstime.com; © Inna Lazu – Dreamstime.com
S. 60: © Olisabardin – Dreamstime.com
S. 75: © Olisabardin – Dreamstime.com; © Inna Lazu – Dreamstime.com
S. 95, S. 113, S. 128, S. 131, S. 142, S. 146: © Olisabardin – Dreamstime.com

Über den Autor

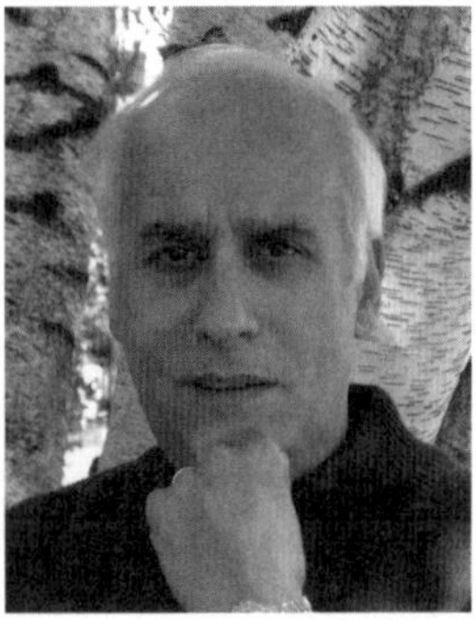

© Fred Gallo

Fred P. Gallo, PhD, DCEP, ist Autor und Co-Autor mehrerer wegweisender Bücher, darunter *Energetische Psychologie, Handbuch der energetischen Psychotherapie* und *Energetische Selbstbehandlung: durch Meridianklopfen traumatische Erfahrungen heilen.* Als erster Psychologe schrieb er ein Fachbuch über Energetische Psychologie (EP), von ihm stammt auch diese Bezeichnung. Seit der Gründung der *Association for Comprehensive Energy Psychology* (ACEP) ist er ihr Mitglied und dort auch im Beratungsgremium. Von 2015 bis 2016 war er außerdem Präsident dieser Organisation. Darüber hinaus ist er Mitglied der *American Psychological Association* (ein großer Fachverband nordamerikanischer Psychologen; Anm. d. Ü.) und Fellow der *Pennsylvania Psychological Association.* Seit 1977 betreibt er eine Gemeinschaftspraxis; daneben ist er professioneller Speaker, der für Universitäten, Bildungskonferenzen und Berufsverbände und Organisationen weltweit Programme entwickelt und ihnen vorgestellt hat. In dem von ihm entwickelten Zertifizierungsprogramm der *Advanced Energy Psychology* (AEP) hat er Tausende Fachkräfte in seinen Methoden ausgebildet. Viele weitere Informationen zu seiner Arbeit finden Sie unter www.energypsych.com.